Comment Maigrir Ou Maîtriser Son Poids Tout En Grignotant

Dr Docpolyvalent Oumarou Ousmane

Quelques Secrets Pour Perdre Du Poids Avec Certitude

Secret n°1-Jeûne intermittent léger sans stress
Secret n°2-Se servir des ustensiles de -
Secret n°3-petites tailles
Secret n°4-prévoir d'avoir les aliments à manger pour la semaine
Secret n°5-Compenser

Publication 2019 Dr Docpolyvalent Oumarou Ousmane Maman

Nantes, France

Remerciements

Je remercie mes parents, mes proches, mes lecteurs, mes associés.
Ainsi que tous les gens de valeur que j'ai rencontrés au cours de
notre voyage sur la planète terre

Chère Famille des êtres humains : nous sommes si hypnotisés
par les négativités qu'on oublie que nous sommes tous issus de la
même famille, la famille des êtres humains ; la seule différence
est qu'il y a des familles proches et moins proches !
Docpolyvalent

-Dr Docpolyvalent Oumarou Ousmane: inventeur du
concept «Hypnotiser Honnêtement, Hypnose Honnête.. »

SUR L'AUTEUR

Encouragements

1. Dans presque tous mes livres, vous découvrirez mes messages
mes citations, ayant pour ambitions de vous encourager à rester
optimistes, à garder espoir même face aux pires, à vous apprécier
davantage, à pardonner à vous-même, à vous sentir fiers de vous
de suite sans attendre d'obtenir quoi que ce soit car vous avez
déjà tout ce qu'il faut pour être fiers de vous ,même si les
conditionnements négatifs et les critiques des autres essaient de
vous dire le contraire

2. Dans presque tous mes livres j'ai essayé de vous rappeler que
les déceptions, erreurs, échecs, difficultés...peuvent se
transformer en avantages, opportunités, certaines difficultés sont
là pour préparer l'arrivée de votre bonheur, pour développer votre
état d'esprit, et développer vos connaissances

3. Dans presque tous mes livres, j'ai essayé de vous répéter que
les gens au sommet ne sont pas mieux que vous

4. Dans presque tous mes livres j'ai essayé d'expliquer l'idée
que : aucun être humain ne peut survivre sans solidarité et ou
soutiens des autres, et que personne n'échappe à cette règle de la
nature

5. Dans presque tous mes livres j'ai tenté d'expliquer, que la solidarité, la réussite et le bonheur sont frères et sœurs tandis que l'égoïsme, l'ignorance inconsciente, le pessimisme, l'échec sont cousins et cousines proches

6. Dans presque tous mes livres, j'ai tenté de vous encourager à être fiers de vous, en expliquant que vous avez déjà tout ce qu'il faut pour être fiers de vous, de suite sans attendre d'obtenir quoi que ce soit

7. Sur mes sites internet, et les réseaux sociaux

Facebook, YouTube, Instagram, Twitter etc. j'ai l'habitude de publier des messages réconfortants

8. Je recommande aux gens de prendre l'habitude d'hypnotiser leur cerveau, âme, esprit, cœur, avec des pensées, idées et croyances réconfortantes optimistes ;

9. Je recommande aux gens de prendre l'habitude de dés-hypnotiser leur subconscient, corps, âme, esprit, des graines de négativités (peur, pessimisme, culpabilité, baisse d'estime et de confiance en soi

10. je recommande aux gens de remplacer la haine, le racisme, Par la solidarité, la compassion, le partenariat gagnant gagnant

---

11.Je recommande aux gens de ne pas devenir esclaves des choses ni de qui que ce soit … ! certains sont si obsédés par certains objets, qu'ils finissent par devenir esclaves de ces objets

Important : malgré mes diplômes, je sais que la plus grande université, reste la vie. C'est dans la vraie vie qu'on apprend le plus. On ne connaît absolument rien du tout en comparaison avec tout ce qu'on ignore

Vous pouvez vous demander pourquoi je fais tout ça ? Pourquoi je me suis engagé à encourager les gens même quand je suis triste ?

-Pourquoi je m'engage à dévoiler aux gens les secrets de productivité positive, gestion de temps afin d'accélérer la réalisation de leurs rêves

Malgré moi, des décès précoces de certains de mes proches, puis le suicide (filmé en vidéo) d'une adolescente en manque d'espoir, des injustices, des sentiments de discriminations, des conditionnements négatifs, l'absence de prise de conscience, m'ont traumatisé et m'ont forcé à prendre l'habitude d'agir dans le présent, sans attendre le futur.

Voici En Partie Pourquoi je me suis engagé Pour Encourager Les Gens Même Quand Je Suis Triste :

La vidéo du suicide d'une adolescente en manque d'espoir :

La Vidéo du suicide d'une adolescente en manque d'espoir, combinée avec les tristes décès de mon jeune père, puis le triste décès de mon petit frère qui avait perdu la vie à 4 ans, plus les injustices, les discriminations les conditionnements négatifs, l'absence de prise de conscience, me forcent à lutter pour créer espoir, solidarité, optimisme, estime de soi, pardon pour soi-même. !

Avant de se suicider en direct par vidéo, l'adolescente espérait que quelqu'un lui donne espoir, parmi ceux qui regardaient sa vidéo, mais rien n'y fait, au lieu de lui témoigner espoir, amour, compassion solidarité,

Promesse. Certains inconscients barbares, l'ont même encouragé à se suicider ; c'était incroyable mais vrai, les vidéos sont encore disponibles sur internet

Nb. Lorsque j'ai vu la vidéo, c'était déjà trop tard, l'adolescente avait déjà mis fin à ses jours en direct par internet ! C'est trop triste

Explications

Comme je disais, En plus des décès de mon père et de mon petit frère, je suis tombé sur la vidéo de suicide d'une adolescente en manque d'espoir

. j'ai été marqué par des décès précoces, j'ai malheureusement perdu mon père pendant mon adolescence, de même j'ai malheureusement perdu un de mes petits frères pendant mon adolescence ,.,mon petit frère avait perdu la vie à 4 ans il n'avait que 4 ans, c'était traumatisant, ça marque à vie, le décès de mon père est aussi traumatisant et marquant; Malgré moi, le décès de mon père m'a montré l'urgence d'agir dans le moment présent ! mon père était décédé jeune, il était jeune Docteur vétérinaire, il venait d'être renommé au poste du directeur général national, un poste comparable au poste d'un ministre, mon père a perdu la vie au moment des passations de service. Ce décès m'a montré l'urgence de profiter du moment présent, et qu'il ne faut pas sacrifier le moment présent dans l'espoir d'avoir du succès

Dr Docpolyvalent, auteur à succès et fondateur de plusieurs associations ONG, et grands groupes de solidarité, partenariat, soutiens. Auteur engagé pour Encourager

 Les autres et créer espoir, solidarité, optimisme, estime de soi, partenariat, réussites.

. Docpolyvalent est aussi fondateur de la méthode : y s r d yes solidarité, réciproque, dynamique appelée aussi méthode : yes partenariat gagnant gagnant

Associations, ONG, et groupes Facebook de solidarité et ou partenariat, fondés par Dr Docpolyvalent :

Associations et ONG : Amis Des Victimes, ONG Sensibilisations, Victime existe….

Groupe Facebook : famille des êtres humains **Groupe Facebook**

: club africains, européens, américains, asiatiques, doivent se soutenir

Groupe Facebook : club yes partenariat gagnant gagnant

Groupe Facebook : club amis des victimes

Groupe Facebook : amis des victimes asso groupe

Groupe Facebook : club tous doivent se soutenir

Groupe Facebook : livres hypnose neurosciences pnl, …

Groupe Facebook : coachings formations hypnose pnl neurosciences

Groupe Facebook : club yes se soutenir

Groupe Facebook : Docpolyvalent Amazon livres

Groupe Facebook : vidéos neuro- hypnotiques

Groupe Facebook : Etc.

Groupe Facebook :

Important : la somme des membres de l'ensemble des groupes fondés par Dr Docpolyvalent peut atteindre le (million) de membres

Dr Docpolyvalent encourage les gens à être polyvalents, à exploiter leurs dons naturels ou pas

-Dr Docpolyvalent, auteur à succès et fondateur de plusieurs associations, ONG, et plusieurs grands groupes de solidarité, partenariat, soutiens….

Auteur engagé pour encourager les autres et créer espoir, solidarité, optimisme, estime de soi.

-Pour rejoindre gratuitement la liste des membres privilégiés qui reçoivent des avantages et qui sont au courant des opportunités, événements, Discussions

, conférences... :

-Vous avez la possibilité de vous désabonner à tout moment gratuitement, même si ça n'arrive pas souvent de voir un membre se désabonner, la plupart des membres préfèrent rester membres ; Voici le lien, dont il faut cliquer et confirmer après, si non, le site ne prendra pas en compte :

http://eepurl.com/gnglur

Important : malgré mes diplômes, je sais que la plus grande université, reste la vie. C'est dans la vraie vie qu'on apprend le plus. On ne connaît absolument rien du tout en comparaison avec tout ce qu'on ignore

-Dr Docpolyvalent est titulaire d'un diplôme de docteur vétérinaire + Master en santé publique humaine (obtenu en faculté de médecine de rennes France) + Formation de médecine humanitaire (faculté de médecine et de pharmacie de rennes France) la peur m'a forcé à obtenir mes diplômes en étant jeune

Citations Populaires de Dr Docpolyvalent :

- je n'autoriserai personne, à me battre en matière d'efforts,

Productivité, travail ! Dr Docpolyvalent ! Faites comme moi ! Dr Docpolyvalent

-Ne laissez pas la haine et le racisme, altérer votre santé, énergie vitale, espérance de vie, bien-être, beauté. ! Refusez d'être raciste, refusez d'être haineux, votre vie est précieuse ! Dr Docpolyvalent

-Alors que la solidarité est sœur de bonheur, réussite, paix intérieure, Le racisme, la haine, la discrimination, le pessimisme, sont des cousins de l'échec, diminution d'opportunités, tristesse, risque de dégradation de santé ! Choisissez votre camp, je vous recommande de choisir

L'équipe de solidarité… ; Dr Docpolyvalent

-certaines difficultés sont des opportunités déguisées en cauchemars. Ne jamais perdre espoir ! **Dr Docpolyvalent**

-Même si l'argent est certes important, il ne doit aucunement pas être mis devant les êtres humains, ni devant les animaux, ni devant la solidarité, la compassion.

-Soyez fier de vous, de suite, sans attendre d'obtenir quoi que ce soit, vous avez déjà tout ce qu'il faut pour être fier de vous ; même si les conditionnements négatifs, et les critiques des autres semblent vous dire le contraire. **Dr Docpolyvalent**

-Never Give Up.: Ne jamais Jamais abandonner rêve, espoir...**Dr Docpolyvalent**

-les gens au sommet ne sont pas mieux que vous. **Dr Docpolyvalent**

-Gardez espoir, restez optimiste, votre saison de chance va arriver, votre printemps va arriver. **Dr Docpolyvalent**

-Ensemble, les soucis se cachent et fuient ! Habituons cerveaux à agir ensemble ! **Dr Docpolyvalent**

-Plusieurs cerveaux sont nFois plus efficaces que 1 seul cerveau ! **. Dr Docpolyvalent**

-Plus vous tournez le dos en disant non à la discrimination, non au racisme, stop à la haine. Plus vous décuplez vos chances d'attirer

Et ou de garder : opportunités, bonheur, réussite…. **Dr docpolyvalent**

-Ne jamais se décourager, certains échecs attirent des opportunités. **Dr Docpolyvalent**

-Les gens qui réussissent le plus ont des points en communs, ils sont persévérants, ils agissent en groupe, équipe. **Dr Docpolyvalent**

-Semez dans votre âme, cœur, esprit, des graines d'espoir, de valorisation de soi, d'estime de soi, d'Amour de soi, de respect de soi. **Dr docpolyvalent**

-Dés-hypnotisez votre cerveau des graines de négativités comme : pessimisme, stress, peurs, haine, colère,

Jalousie…. **Dr Docpolyvalent**

-Souvenez-vous de ceci : la solidarité et l'optimisme sont sources de bonheur, réussite, paix intérieure. **Dr docpolyvalent**

-Les gens au sommet ne sont pas mieux que vous, ils ont beaucoup plus de soutiens énergétiques dynamiques. Que vous. **Dr docpolyvalent**

-Votre cerveau est capable. **Dr docpolyvalent**

-Faites comme moi je me classe parmi les tops 5 des grands experts au monde de mon domaine car l'homme devient ce qu'il croit en général : nul ou top. **Dr docpolyvalent**

-Les Gens au sommet ne sont pas mieux que vous, Ils ont profité des réseaux, des relations, des soutiens.... **Dr Docpolyvalent**

-Gardez le moral, votre printemps va arriver, votre saison de chance va arriver. **Dr docpolyvalent**

-l'égoïsme est cousin du stress, échec, souffrance, éloignez votre votre cerveau des gens égoïstes haineux. **Protégez votre vie, votre santé votre bien-être.... dr docpolyvalent**

-Votre cerveau est comme un jardin, empêchez les gens égoïstes haineux de semer des graines de souffrance, stress dans votre cerveau, âme, cœur... ! **votre vie et votre santé sont précieuses; protégez les !. . Dr docpolyvalent**

-la solidarité est sœur de bonheur réussite paix intérieure, tandis que l'égoïsme est frère de l'échec, stress, galère ; faites le bon choix ! . **Dr docpolyvalent**

Nb- Restez solidaires, la roue tourne, ne l'oubliez jamais ! .**Dr docpolyvalent**

-Nb- on n'est rien sans les autres, la réciproque n'est pas moins vraie. **Dr docpolyvalent**

Nb- n'écoutez pas les confusionnistes qui font croire à tord qu'on peut s'en sortir seul ; si tout le monde nous abandonne, délaisse, on ne survivrait pas! Personne n'échappe à cette règle ! **.Dr docpolyvalent**

-Nb- on a un besoin vital et inconscient de réciprocité, en effet l'être humain a besoin d'aider et d'être aidé pour être heureux de manière durable! **.Dr docpolyvalent**

-Nb- Sans solidarité le monde pourrait disparaître ou s'anéantir ou se dégrader davantage. **Dr docpolyvalent**

-le racisme, la haine, et la discrimination sont cousins de souffrances, maladies, échecs. Tandis que la solidarité, la compassion et l'optimisme sont cousins de bonheur, réussite, opportunités...choisissez le bon camp. **Dr docpolyvalent**

-On ne connaît absolument rien du tout en comparaison avec tout ce qu'on ignore. **Dr docpolyvalent**

-Ne jamais mettre l'argent devant les êtres humains, même si l'argent est bien sûr important pour aider les autres. **Dr docpolyvalent**

-Même si l'argent est important pour survivre dans certaines régions du monde, l'argent ne doit en aucun cas être mis devant les êtres humains, ni devant l'amour, la solidarité, la compassion. **.Dr docpolyvalent**.

-certains échecs sont des opportunités déguisées en cauchemars. Chérissez les !**Dr docpolyvalent**

Important : malgré mes diplômes, je sais que la plus grande université, reste la vie. C'est dans la vraie vie qu'on apprend le plus. On ne connaît absolument rien du tout en comparaison avec tout ce qu'on ignore. Dr **docpolyvalent**

AVANT PROPOS

Points incontournables

.Il y a un nombre incalculable d'obstacles qui sont susceptibles de bloquer la réalisation des rêves,chacun doit

chercher à déterminer l'obstacle qui a tendance à retarder la manifestation de ses rêves.

Ce qui bloque un individu quelconque peut ne pas bloquer un autre ;

.etc.

Quelques-uns des livres de Dr Docpolyvalent Oumarou Ousmane Maman

Livre-Comment Maigrir Ou Maîtriser Son Poids Tout En Grignotant

-Livre-**Inductions Hypnotiques Honnêtes Impliquant Des Sagesses De Yoga**

Livre-Comment Gérer Le Stress Grâce Aux Exercices Hypnotiques Honnêtes Impliquant Des Secrets De Physique

Quantique

Livre -**Comment Arrêter De Fumer Grâce Aux Exercices Hypnotiques Impliquant Des Secrets De Neurosciences**

Livre- **Exercices Hypnotiques Honnêtes Pour Maigrir Sans Stress**

Livre-Inductions Hypnotiques Honnêtes Impliquant Des Mystères Au Sujet Des Bâtisseurs Des Pyramides D'Égypte

Livre-Inductions Hypnotiques Honnêtes Impliquant La Vie Mystérieuse Des Arbres

Livre-Inductions Hypnotiques Honnêtes Impliquant Des Sagesses Bouddhistes

-Livre;étape 1 de formation pour devenir hypnotiseur ,hypnotiseuse

-**Livre : Bloquer Pervers Narcissiques Avec Techniques De L'hypnose Honnête**

-**Livre : Inductions Hypnotiques Honnêtes Impliquant Les Sagesses De Sophrologie**

-**Livre : Comment Devenir Comme Extraterrestre De**

Productivité Et De Gestion De Temps (Tout En Pensant à Santé, Solidarité)

-Livre :105 Méthodes D'hypnose pour hypnotiser (Honnêtement) tout le monde, même votre chat ou Votre chien

-Livre :60 Exercices d'hypnose pour atteindre divers objectifs et hypnotiser honnêtement

-Livre : 65 méthodes d'inductions hypnotiques pour hypnotiser(honnêtement) n'importe quel cerveau

-Livre 1000 métaphores hypnotiques et techniques d'hypnose pour hypnotiser honnêtement (version 3)

-1-Habituer Cerveau aux meilleurs secrets des gens super optimistes qui ont bonheur, opportunités, prospérité en presque tout (bonheur, amour, argent.

2-Reconditionner Cerveau pour trouver bonheur opportunités en diminuant peurs, discriminations.

3-Libérer Cerveau pour gérer peurs, stress, phobies, angoisses, dépressions, anxiété...

4-Programmer Cerveau pour être heureux optimiste, créatif dans moment présent, même si on n'a pas ce qu'on veut, même si on nous dit non

5-Adapter Cerveau aux 100 secrets des femmes qui savent

(tourner la tête des hommes, garder les hommes, rendre les hommes fidèles)

6-Les Habitants de la forêt enseignent les secrets du bonheur

7-Comme Des Fous, on oublie la chance qu'on a d'avoir tout ce qu'on a pour être heureux, jusqu'à ce qu'il arrive le pire

8-La Femme qui a fait rêver les hommes

9-Comment Devenir Ou Rester Femme Idéale fantasme de son propre chéri, mari.

10-Comment Atteindre ses objectifs avec la méthode Y S R D yes solidarité réciproque dynamique (y s r d)

. Etc...

-ROMAN-Propositions trop malsaines (je te propose 1 milliard de dollars pour te posséder par amour. pour que tu m'appartiennes...

-ROMAN-Amour, Et Contrats Diaboliques

-ROMAN-Amour Plus Manipulation

-ROMAN-Côtés Obscurs du Prince Charmant

-ROMAN-Le Passé Sombre De La Future Mariée

-LIVRE-Comment Devenir Super Productif Super Efficace En Habituant Cerveau Aux Habitudes Prioritaires

-LIVRE-HABITUDES Prioritaires Des Gens Qui Réussissent Le Plus Et Le Plus Rapidement Possible

-LIVRE-HABITUDES PRIORITAIRES Des Gens Qui Attirent Et Gardent L'amour Rapidement

-ROMAN-500 Histoires Sur Les Gens Qui Sont Heureux Malgré Difficultés Drames

-LIVRE-2000 idées Pour Obtenir Ce Que Vous Voulez

-ROMAN-1000 Histoires Sur L'amour Inattendu Avec Bad Boy Ou Bad Girl

-Etc...

Pour Contacter docpolyvalent, ses associations-ONG, ses clubs de partenariats, soutiens, et voir ses nouveautés, événements et actualités :

-Site internet : www.DocPolyvalent.fr

-DocPolyvalent@gmail.com

-Facebook : Docpolyvalent écrivain...

-Groupe Facebook : Club Yes Partenariat Gagnant Gagnant, Club Yes Se Soutenir ..

-YouTube : Docpolyvalent

-Instagram : Docpolyvalent

-Twitter : Docpolyvalent

-etc.

Métaphores et histoires parfois marrantes parfois inspirantes

1-l'optimiste qui pleure en disant à Dieu :« s'il te plaît Dieu, pourquoi tu ne m'envoies plus de problèmes et de soucis depuis longtemps ? Tu ne me fais plus confiance pour gérer les soucis ? Si je n'ai pas de soucis, comment je peux grandir apprendre, réussir ? S'il te plaît Dieu, envoie-moi quelques problèmes » ! **Ça a fait Rires certains, tout en inspirant d'autres**

2-tout le monde est né génie c'est la société qui nous de-génialise ! **Ça a fait Rires certains, tout en inspirant d'autres**

3-Un sage a dit : nous les êtres humains nous sommes tous fous, on pense connaître beaucoup de choses, la seule raison pour laquelle nous ne sommes pas dans des asiles d'aliénés, c'est parce que nous sommes trop nombreux ! **Ça a fait Rires certains, tout en inspirant d'autres**

4-l'élève qui dit à son maître : puisqu'en bossant 12h par jour il me faudrait 10 à 15 ans de pratique pour devenir expert ; que se passera t'il si je bosse 20 h par jour ? Combien de temps me faudra-t-il pour devenir maître si je bosse à ce rythme de 20 h par jour au lieu de 12h :

Le maître répondit : « dans ce cas, il te faudrait 20 à 30 ans pour devenir maître expert, puisque tu as besoin de périodes de lâcher prise » **Ça a fait Rires certains, tout en inspirant d'autres**

5-Un dépressif dit à son pote et thérapeute :«je te donnerai 3000 ou 5000 USD si tu me dis l'endroit dont tu disais que tout le monde est sans soucis, sans problème, l'endroit où il y a zéro problème, et le thérapeute répondit : « Cimetière » ! **Ça a fait Rires certains, tout en inspirant d'autres**

Leçon à retenir : seuls les gens qui sont au cimetière n'ont pas de soucis, les soucis sont signes de vie, c'est celui qui n'a aucun problème qui doit s'inquiéter le plus

6-Votre vie ne va pas changer jusqu'à ce que vous changiez le problème qui se nomme vous. ! **Ça a fait Rires certains, tout en inspirant d'autres**

7- Un sage a dit :«il y a des gens qui naissent dans le sommeil(inconsciemment), ils grandissent dans le sommeil(inconsciemment), ils se marient dans le sommeil(inconsciemment), ils font des bébés dans le sommeil(inconsciemment),et meurent dans le sommeil(inconsciemment) sans avoir pris conscience des choses les plus importantes de la vie, les secrets de la vie ,bonheur, réussite.. »! **Ça a fait Rires certains, tout en inspirant d'autres**

8-La grand-mère qui ne savait pas pratiquer la gratitude ! Après
avoir pleuré en demandant au vent de lui ramener son petit-fils
emporté par le vent à la plage, la grand-mère n'a même pas pensé
à remercier le vent de lui avoir ramené son petit-fils ; la grand-
mère a préféré plutôt se plaindre en disant au vent :« certes tu m'a
ramené mon petit-fils, mais mon petit fils avait une casquette
avec lui, tu n'as pas ramené la casquette »! **Ça a fait Rires
certains, tout en inspirant d'autres**

INTRODUCTION

(Version n° 1)

Un des livres de Dr Oumarou Ousmane Maman(Dr Docpolyvalent) auteur à succès

-En tant que formateur en hypnose et coach sur divers sujets,les livres de Dr Oumarou Ousmane Maman(Dr DocPolyvalent) sont très pédagogiques très détaillés,et ce livre ne fait pas exception

-Dr docpolyvalent(Dr Oumarou Ousmane Maman) est inventeur du concept « hypnotiser honnêtement »

hypnose honnête »..et plusieurs autres inventions et recherches »

-la plupart des livres de dr docpolyvalent vous aident à vous sentir fier de vous,quelle que soit votre situation,de même ils vous dévoilent des secrets et sagesses des sages et des gens qui réussissent le plus, des secrets des gens qui ont presque tout(bonheur,réussite,amour,liberté financière..)

-à l'intérieur de ce livre vous découvrirez :

-des exercices pour perdre du poids

-des secrets pour maigrir ou maîtriser son poids tout en grignotant

-des puissants secrets qui aident à maigrir tout en grignotant

-Des exercices,secrets et sagesses qui aident à mieux gérer poids,stress,peurs,réussite,amour,paix intérieure, bonheur..

-Interdiction de lire ce livre est de règle pour ceux qui veulent atteindre des objectifs en oubliant santé, solidarité, familles, nature, animaux…

-Interdiction de lire ce livre est de règle pour ceux qui veulent utiliser l'hypnose pour manipuler les autres

-Dr Docpolyvalent,auteur à succès et fondateur de plusieurs associations,ong,et plusieurs grands groupes de solidarité,partenariat,soutiens….Auteur engagé pour encourager les autres et créer espoir,solidarité,

optimisme,estime de soi,productivité positive..

Important:malgré mes diplômes,je sais que la plus grande université,reste la vie.C'est dans la vraie vie qu'on apprend le plus.On ne connaît absolument rien du tout en comparaison avec tout ce qu'on ignore .**Dr docpolyvalent**

-**Dr Docpolyvalent est titulaire d'un diplôme de docteur vétérinaire + Master en santé publique humaine(obtenu en faculté de médecine de rennes France)+ Formation de médecine humanitaire(faculté de médecine et de pharmacie de rennes France)**

.Dr docpolyvalent est engagé pour encourager les gens et leur permettre de développer leur productivité afin qu'ils réalisent n'importe quel rêve positif

-Engagé pour dévoiler,montrer les secrets de productivité positive,gestion de temps

,secrets des gens qui réussissent en presque tout,encouragements,motivations…

- Une de mes ambitions,c'est de ne laisser personne me battre en matières d'efforts pour productivité,travail ! Dr Docpolyvalent!Faites comme moi ! Dr Docpolyvalent

-dr docpolyvalent se base sur ses recherches et expériences puis sur la nature,les lois naturelles,les sciences avancées et modernes,des sagesses,des secrets des gens qui ont bonheur et prospérités en presque tout,des secrets des gens qui réussissent le plus(tout en pensant à santé,solidarité..)....

Quelques Secrets Pour Maigrir En Grignotant

Secret n° 1-conditionner et habituer son corps et son esprit au Jeûne intermittent léger sans stress

Avertissement

avant de pratiquer le jeûne intermittent vous devez être sûr d'avoir la santé pour supporter le jeûne intermittent(même si le jeûne a permis de guérir plusieurs maladies dites incurables

- Un des moyens les plus efficaces pour maigrir en grignotant consiste à conditionner et habituer son corps et son esprit au jeûne intermittent léger sans stress.

Ce que j'appelle jeûne intermittent léger,c'est un jeûne intermittent qu'on adapte au fur et à mesure sans stress;par exemple vous pouvez commencer par vous priver de nourriture pendant 8 heures(sauf aliments non caloriques comme l'eau,thé non sucré..)

-Vous pouvez commencer par jeûne intermittent de 7h puis de 8h,puis de 10 h..;à votre rythme sans stress

Petit déjeuner -Vous pouvez commencer le jeûne intermittent léger en supprimant le petit déjeuner(ignorez les idées reçues mensongères au sujet de soi – disant nécessité de petit déjeuner

Points clés

-Croyance négatives et idées reçues sur le jeûne intermittent

-Contrairement aux illusions,il n y a rien de stressant quand on pratique le jeûne intermittent de manière adaptée;au contraire on est content d'avoir résisté aux tentations,

Important : n'hésitez pas à être autonome en adaptant les méthodes en fonction de vous,tout en respectant la structure de la méthode

Une des parties les plus importantes de ce livre

-certes le fait de maigrir ou d'apprendre à maîtriser votre poids peut améliorer et changer votre vie,mais,souvenez – vous de ceci :

-soyez fier de vous,quel que soit votre poids et votre silhouette,(vous avez la possibilité de maîtriser votre poids comme vous voulez,vous pouvez maigrir comme vous voulez-(tout en pensant à santé,bien -être solidarité..)
-Face aux moqueries : souvenez – vous du fait que votre physique est le physique idéal aux yeux de certains(même si vous avez le droit de choisir de maigrir,ou de maîtriser votre poids)

-Gratitude - pour attirer bonheur,énergie et paix intérieure,pratiquez la gratitude,remerciez pour tout ce dont vous avez la chance d'avoir au lieu de souffrir en pensant à ce que vous n'avez pas

Entraînements,Exercices Quotidiens Pour habituer corps,gènes,esprit...
aux nouveaux choix et décisions«...»

Au Réveil Le Matin-En Pleine Journée- En Après Midi -Le Soir,Répétez :

-je décide de prendre l'habitude de «»

- je sais que pour obtenir ce que je veux dans la vie,je dois prendre l'habitude de faire les bons choix,je dois prendre l'habitude de faire des efforts, **(comme le veut la loi naturelle de cause à effet)**

INCONTOURNABLES RAPPELS :

-Ces exercices doivent être répétés plusieurs fois pendant minimum (60 jours) sans interruption,le temps nécessaire pour créer des nouveaux circuits et réseaux neuronaux adaptés pour vous aider à atteindre votre   objectif
-Si y a interruption avant(60 jours),il faut recommencer les exercices
-Si vous voulez des résultats,faites ces exercices comme ça a été indiqué ci -dessus

Secret n°2-Programmer et habituer son corps et son esprit afin qu'ils puissent apprécier les aliments moins caloriques,moins sucrés..

-Si vous voulez maigrir ou maîtriser votre poids,vous devez prendre l'habitude de programmer et habituer votre corps et votre esprit afin qu'ils puissent apprécier davantage les aliments moins caloriques,moins sucrés
-ce qui empêche à beaucoup de gens de maigrir c'est qu'ils ont du mal à apprécier les aliments moins caloriques,ils préfèrent manger des aliments trop caloriques et trop sucrés ;or les aliments trop caloriques ne sont en réalité pas plus savoureux que les aliments moins caloriques
-la bonne nouvelle c'est que vous pouvez maigrir même en mangeant du tout,mais mais mais,à condition de contrôler la quantité de calories des aliments ;
-

Important : n'hésitez pas à être autonome en adaptant les méthodes en fonction de vous,tout en respectant la structure de la méthode

Une des parties les plus importantes de ce livre

-Bien que le fait de maigrir ou d'apprendre à maîtriser votre poids peut améliorer et changer votre vie,souvenez – vous de ceci :

-N'attendez pas d'obtenir le corps de votre rêve pour être heureux et fier de vous,vous avez déjà tout ce qu'il faut pour être heureux et fier de vous;même si vous avez le droit de vouloir perdre du poids ou maîtriser votre poids

-Face aux critiques sur votre corps,n'oubliez pas que,aux yeux de certains vous êtes parfait(e) comme vous êtes

Entraînements,Exercices Quotidiens Pour habituer corps,gènes,esprit...
aux nouveaux choix et décisions«...»

Au Réveil Le Matin-En Pleine Journée- En Après Midi -Le Soir,Répétez :

-je décide de prendre l'habitude de «»

- je sais que pour obtenir ce que je veux dans la vie,je dois prendre l'habitude de faire les bons choix,je dois prendre l'habitude de faire des efforts, **(comme le veut la loi naturelle de cause à effet)**

INCONTOURNABLES RAPPELS :

-Ces exercices doivent être répétés plusieurs fois pendant minimum (60 jours) sans interruption,le temps nécessaire pour créer des nouveaux circuits et réseaux neuronaux adaptés pour vous aider à atteindre votre objectif
-Si y a interruption avant(60 jours),il faut recommencer les exercices
-Si vous voulez des résultats,faites ces exercices comme ça a été indiqué ci -dessus

Secret n°3- Libérer son corps et son cerveau de la peur de se peser au quotidien(avoir un appareil,pèse personne)

-N'écoutez pas les gens qui font croire à tort qu'il est soi disant stressant de se peser au quotidien,car si vous voulez avoir des résultats et éviter les mauvaises surprises les prises de poids inattendues,vous devez prendre l'habitude de voir la vérité en face afin d'agir en conséquences

-En tant que adultes vous êtes censés être assez courageux et être en mesure de faire face à la réalité afin d'agir en conséquences

-Plus vous vous pesez au quotidien,plus diminuez le risque des mauvaises surprises(prise de poids inaperçue par exemple)

-Si vos proches sont gênés de vous alerter quand vous prenez du poids de manières excessives,votre appareil pèse – personne ne se gênera pas à vous dire la vérité en face,ce qui vous aidera à éviter les mauvaises surprises

-les gens qui prennent beaucoup de poids sans se rendre compte,sont en général des gens qui ne se pesent pas quotidiennement,ce sont des gens qui n'ont pas d'appareil - pese personne en général

-Agissez,prenez l'habitude de vous peser au quotidien

Important : n'hésitez pas à être autonome en adaptant les méthodes en fonction de vous,tout en respectant la structure de la méthode

Une des parties les plus importantes de ce livre

-certes le fait de maigrir ou d'apprendre à maîtriser votre poids peut améliorer et changer votre vie,mais,souvenez – vous de ceci :

-Ne perdez pas confiance en vous à cause de votre poids,votre silhouette,beaucoup de gens rêvent d'avoir un corps comme le vôtre(même si vous avez le droit de vouloir maigrir et de maîtriser votre poids)
Face au découragement ,gardez espoir,votre tour de chance va arriver,votre période de chance va arriver

Entraînements,Exercices Quotidiens Pour habituer corps,gènes,esprit... aux nouveaux choix et décisions«...»

Au Réveil Le Matin-En Pleine Journée- En Après Midi -Le Soir,Répétez :

-je décide de prendre l'habitude de « »

- je sais que pour obtenir ce que je veux dans la vie,je dois prendre l'habitude de faire les bons choix,je dois prendre l'habitude de faire des efforts, **(comme le veut la loi naturelle de cause à effet)**

INCONTOURNABLES RAPPELS :

-Ces exercices doivent être répétés plusieurs fois pendant minimum (60 jours) sans interruption,le temps nécessaire pour créer des nouveaux circuits et réseaux neuronaux adaptés pour vous aider à atteindre votre   objectif

-Si y a interruption avant(60 jours),il faut recommencer les exercices

-Si vous voulez des résultats,faites ces exercices comme ça a été indiqué ci -dessus

Secret n°4-Prendre l'habitude de prévoir des aliments de grignotage

-Si vous voulez maigrir ou maîtriser votre poids en grignotant,vous devez adopter l'habitude qui consiste à prévoir des aliments à grignoter,vous devez prendre en compte,les types d'aliments que vous pouvez consommer presque à volonté,vs les types d'aliments que vous pouvez grignoter mais pas à volonté pas en quantités énormes

-Vous devez prévoir les 2 types d'aliments à grignoter :
-Aliments que vous pouvez grignoter presque à volonté en quantités (les aliments peu caloriques(les légumes,l'eau,thé non sucré...)
-Aliments que vous pouvez grignoter en petites quantités en quantités modérées (aliments sucrés,trop caloriques)

Important : n'hésitez pas à être autonome en adaptant les méthodes en fonction de vous,tout en respectant la structure de la méthode

Une des parties les plus importantes de ce livre

-certes le fait de maigrir ou d'apprendre à maîtriser votre poids peut améliorer et changer votre vie,mais,souvenez – vous de ceci :

-Les gens qui vous critiquent ne sont pas mieux que vous,certains sont jaloux de vous sur d'autres aspects

-Quand vous avez une baisse d'estime de soi,rappelez – vous du fait qu'il n'existe pas un être humain qui vous dépasse en tout,si quelqu'un vous dépasse en quelque chose,c'est que vous aussi vous le dépassez en quelque chose

**Entraînements,Exercices Quotidiens Pour habituer corps,gènes,esprit...
aux nouveaux choix et décisions«...»**

Au Réveil Le Matin-En Pleine Journée- En Après Midi -Le Soir,Répétez :

-je décide de prendre l'habitude de «»

- je sais que pour obtenir ce que je veux dans la vie,je dois prendre l'habitude de faire les bons choix,je dois prendre l'habitude de faire des efforts, **(comme le veut la loi naturelle de cause à effet)**

INCONTOURNABLES RAPPELS :

-Ces exercices doivent être répétés plusieurs fois pendant minimum (60 jours) sans interruption,le temps nécessaire pour créer des nouveaux circuits et réseaux neuronaux adaptés pour vous aider à atteindre votre   objectif
-Si y a interruption avant(60 jours),il faut recommencer les exercices
-Si vous voulez des résultats,faites ces exercices comme ça a été indiqué ci -dessus

Secret n°5-Prendre l'habitude de compenser les erreurs et imprévus

-Si par hasard,vous avez mangé beaucoup plus ou trop de calories que prévus,ne vous découragez pas ça peut arriver à tout le monde,vous pouvez prendre l'habitude de compenser les erreurs et imprévus

-Par exemple si vous avez consommé trop
d'aliments sucrés caloriques lors d'une cérémonie
ou d'un événement exceptionnel,vous pouvez
choisir de compenser,de rattraper de corriger votre
erreur le lendemain en mangeant moins de calories
que d'habitude en marchant pendant quelques
heures...

-Vous pouvez rattraper vos erreurs pendant
quelques jours,mais de préférence,mieux vaut
essayer de rattraper les erreurs dès le lendemain

Important : n'hésitez pas à être autonome en
adaptant les méthodes en fonction de vous,tout en
respectant la structure de la méthode

Une des parties les plus importantes de ce livre

**-certes le fait de maigrir ou d'apprendre à
maîtriser votre poids peut améliorer et
changer votre vie,mais,souvenez – vous de
ceci :**

Votre valeur ne se mesure pas uniquement à votre
physique,ou votre poids,(même si vous avez le droit
de vouloir maigrir ou d'apprendre à maîtriser votre
poids bien sûr)
-Face aux gens négatifs et critiques,choisissez
de ne pas vous laisser influencer par leurs
négativités,choisissez de ne pas leur donner le
pouvoir de gâcher vos journées

**Entraînements,Exercices Quotidiens Pour habituer corps,gènes,esprit...
aux nouveaux choix et décisions«...»**

Au Réveil Le Matin-En Pleine Journée- En Après Midi -Le Soir,Répétez :

-je décide de prendre l'habitude de «»

- je sais que pour obtenir ce que je veux dans la vie,je dois prendre l'habitude de faire les bons choix,je dois prendre l'habitude de faire des efforts, **(comme le veut la loi naturelle de cause à effet)**

INCONTOURNABLES RAPPELS :

-Ces exercices doivent être répétés plusieurs fois pendant minimum (60 jours) sans interruption,le temps nécessaire pour créer des nouveaux circuits et réseaux neuronaux adaptés pour vous aider à atteindre votre   objectif
-Si y a interruption avant(60 jours),il faut recommencer les exercices
-Si vous voulez des résultats,faites ces exercices comme ça a été indiqué ci -dessus

Secret n°6-Mesurer et célébrer ses efforts

-Il est presque impossible d'atteindre certains objectifs quand on ne mesure pas ses efforts

-plus vous prenez l'habitude de mesurer et célébrer vos efforts,plus vous augmentez vos chances d'atteindre vos objectifs

-Prenez donc l'habitude de mesurer et célébrer vos efforts

-Par exemple,si vous voulez perdre quelques kilos,vous devez,prendre l'habitude de mesurer vos efforts

Une des parties les plus importantes de ce livre

-certes le fait de maigrir ou d'apprendre à maîtriser votre poids peut améliorer et changer votre vie,mais,souvenez – vous de ceci :

les difficultés,échecs,déceptions…peuvent se transformer en avantages,opportunités ;ne l'oubliez jamais

-Quand vous vous sentez mal,pratiquez la gratitude,remerciez pour tout ce dont vous avez la chance d'avoir:vie,mains,pieds,corps ,familles,amis,…

Entraînements,Exercices Quotidiens Pour habituer corps,gènes,esprit…
aux nouveaux choix et décisions«…»

Au Réveil Le Matin-En Pleine Journée- En Après Midi -Le Soir,Répétez :

-je décide de prendre l'habitude de «»

- je sais que pour obtenir ce que je veux dans la vie,je dois prendre l'habitude de faire les bons choix,je dois prendre l'habitude de faire des efforts, **(comme le veut la loi naturelle de cause à effet)**

INCONTOURNABLES RAPPELS :

-Ces exercices doivent être répétés plusieurs fois pendant minimum (60 jours) sans interruption,le temps nécessaire pour créer des nouveaux circuits et réseaux neuronaux adaptés pour vous aider à atteindre votre   objectif
-Si y a interruption avant(60 jours),il faut recommencer les exercices
-Si vous voulez des résultats,faites ces exercices comme ça a été indiqué ci -dessus

Période De Test Pratique

Jour n° 1

Conseils

jour n°1 -Afin de mieux vous encourager,je vous recommande de cogiter sur ces mots :
Votre effort sera récompensé ;ne l'oubliez jamais

Vous devez prendre en considération,les conseils recommandés

-Le jour n°1 est un jour important car c'est le point de départ,vous devez donc faire le nécessaire pour être en accord avec les principes enseignés dans ce livre

Vérification

Rappels importants:vous devez avoir un cahier réservé à la maîtrise de poids.

-un simple cahier ordinaire peut vous servir de cahier de maîtrise de poids;vous devez absolument avoir un cahier réservé à la maîtrise de poids,jusqu'à l'obtention du poids idéal de votre choix

-Vérification n°1-Aujourd'hui.../.../.../j'ai écrit sur mon cahier de maîtrise de poids:oui...ou non... (écrivez les réponses sur votre cahier de maîtrise de poids)-**(Jour n°1)**

-Vérification n°2-Aujourd'hui.../.../.../j'ai pesé mon poids :oui...ou non...(écrivez les réponses sur votre cahier de maîtrise de poics)-**(Jour n°1)**

-Vérification n°3-Aujourd'hui.../.../.../ j'ai fait jeûne intermittent léger de ...à...(écrivez les réponses sur votre cahier de maîtrise de poids)-**(Jour n°1)**

-Vérification n°4-Aujourd'hui.../.../.../j'ai mangé... (écrivez les réponses sur votre cahier de maîtrise de poids)-**(Jour n°1)**

-Vérification n°5-Aujourd'hui.../.../.../j'ai bu... (écrivez les réponses sur votre cahier de maîtrise de poids)-**(Jour n°1)**

-Vérification n°6-Aujourd'hui.../.../.../j'ai grignoté...(écrivez les réponses sur votre cahier de maîtrise de poids)-**(Jour n°1)**

-Vérification n°7 -Aujourd'hui.../.../.../J'ai mangé de trop:oui...ou non...(écrivez les réponses sur votre cahier de maîtrise de poids)-**(Jour n°1)**

-Corrections Des Erreurs,Compensations :

Je compte compenser et rattraper toutes mes erreurs,sans exception en utilisant la technique de compen‌sation,

-par exemple,je sais que celui qui a consommé trop de calories aujourd'hui peut compenser demain en diminuant sa consommation habituelle ou en marchant pendant quelques heures ...

Jour n° 2

Conseils

jour n° 2-Pour mieux vous motiver,je vous recommande de cogiter sur ces mots :
Restez discipliné(e) ;sans discipline,il est impossible d'atteindre certains objectifs
-Un auteur a dit « discipline = liberté »Jocko

Vérification

Rappels importants:vous devez avoir un cahier réservé à la maîtrise de poids.

-un simple cahier ordinaire peut vous servir de cahier de maîtrise de poids;vous devez absolument avoir un cahier réservé à la maîtrise de poids,jusqu'à l'obtention du poids idéal de votre choix

-Vérification n°1-Aujourd'hui.../.../.../j'ai écrit sur mon cahier de maîtrise de poids:oui...ou non... (écrivez les réponses sur votre cahier de maîtrise de poids)-**(Jour n°2)**

-Vérification n°2-Aujourd'hui.../.../.../j'ai pesé mon poids :oui...ou non...(écrivez les réponses sur votre cahier de maîtrise de poids)-**(Jour n°2)**

-Vérification n°3-Aujourd'hui.../.../.../ j'ai fait jeûne intermittent léger de ...à...(écrivez les réponses sur votre cahier de maîtrise de poids)-**(Jour n°2)**

-Vérification n°4-Aujourd'hui.../.../.../j'ai mangé... (écrivez les réponses sur votre cahier de maîtrise de poids)-**(Jour n°2)**

-Vérification n°5-Aujourd'hui.../.../.../j'ai bu... (écrivez les réponses sur votre cahier de maîtrise de poids)-**(Jour n°2)**

-Vérification n°6-Aujourd'hui.../.../.../j'ai grignoté...(écrivez les réponses sur votre cahier de maîtrise de poids)-**(Jour n°2)**

-Vérification n°7 -Aujourd'hui.../.../.../J'ai mangé de trop:oui...ou non...(écrivez les réponses sur votre cahier de maîtrise de poids)-**(Jour n°2)**

-Corrections Des Erreurs,Compensations :
Je compte compenser et rattraper toutes mes erreurs,sans exception en utilisant la technique de compensation,

-par exemple,je sais que celui qui a consommé trop de calories aujourd'hui peut compenser demain en diminuant sa consommation habituelle ou en marchant pendant quelques heures ...

Jour n° 3

Conseils

jour n°3 -Afin de mieux vous encourager,je vous recommande de cogiter sur ces mots :

-si vous voulez maigrir en grignotant,vous devez activer votre potentiel de patience

Vérification

Rappels importants:vous devez avoir un cahier réservé à la maîtrise de poids.

-un simple cahier ordinaire peut vous servir de cahier de maîtrise de poids;vous devez absolument avoir un cahier réservé à la maîtrise de poids,jusqu'à l'obtention du poids idéal de votre choix

-Vérification n°1-Aujourd'hui.../.../.../j'ai écrit sur mon cahier de maîtrise de poids:oui...ou non... (écrivez les réponses sur votre cahier de maîtrise de poids)-**(Jour n°3)**

-Vérification n°2-Aujourd'hui.../.../.../j'ai pesé mon poids :oui...ou non...(écrivez les réponses sur votre cahier de maîtrise de poids)-**(Jour n°3)**

-Vérification n°3-Aujourd'hui.../.../.../ j'ai fait jeûne intermittent léger de ...à...(écrivez les réponses sur votre cahier de maîtrise de poids)-**(Jour n°3)**

-Vérification n°4-Aujourd'hui.../.../.../j'ai mangé... (écrivez les réponses sur votre cahier de maîtrise de poids)-**(Jour n°3)**

-Vérification n°5-Aujourd'hui.../.../.../j'ai bu... (écrivez les réponses sur votre cahier de maîtrise de poids)-**(Jour n°3)**

-Vérification n°6-Aujourd'hui.../.../.../j'ai grignoté...(écrivez les réponses sur votre cahier de maîtrise de poids)-**(Jour n°3)**

-Vérification n°7 -Aujourd'hui.../.../.../J'ai mangé de trop:oui...ou non...(écrivez les réponses sur votre cahier de maîtrise de poids)-**(Jour n°3)**

-Corrections Des Erreurs,Compensations :
Je compte compenser et rattraper toutes mes erreurs,sans exception en utilisant la technique de compensation,

-par exemple,je sais que celui qui a consommé trop de calories aujourd'hui peut compenser demain en diminuant sa consommation habituelle ou en marchant pendant quelques heures ...

Jour n° 4

Conseils

Jour n°4 -Afin de mieux vous encourager,je vous recommande de cogiter sur ces mots :

-Visualisez – vous avec le physique de votre rêve,votre poids idéal

Vérification

Rappels importants:vous devez avoir un cahier réservé à la maîtrise de poids.

-un simple cahier ordinaire peut vous servir de cahier de maîtrise de poids;vous devez absolument avoir un cahier réservé à la maîtrise de poids,jusqu'à l'obtention du poids idéal de votre choix

-Vérification n°1-Aujourd'hui.../.../.../j'ai écrit sur mon cahier de maîtrise de poids:oui...ou non... (écrivez les réponses sur votre cahier de maîtrise de poids)-**(Jour n°4)**

-Vérification n°2-Aujourd'hui.../.../.../j'ai pesé mon poids :oui...ou non...(écrivez les réponses sur votre cahier de maîtrise de poics)-**(Jour n°4)**

-Vérification n°3-Aujourd'hui.../.../.../ j'ai fait jeûne intermittent léger de ...à...(écrivez les réponses sur votre cahier de maîtrise de poids)-**(Jour n°4)**

-Vérification n°4-Aujourd'hui.../.../.../j'ai mangé... (écrivez les réponses sur votre cahier de maîtrise de poids)-**(Jour n°4)**

-Vérification n°5-Aujourd'hui.../.../.../j'ai bu... (écrivez les réponses sur votre cahier de maîtrise de poids)-**(Jour n°4)**

-Vérification n°6-Aujourd'hui.../.../.../j'ai grignoté...(écrivez les réponses sur votre cahier de maîtrise de poids)-**(Jour n°4)**

-Vérification n°7 -Aujourd'hui.../.../.../J'ai mangé de trop:oui...ou non...(écrivez les réponses sur votre cahier de maîtrise de poids)-**(Jour n°4)**

-Corrections Des Erreurs,Compensations :
Je compte compenser et rattraper toutes mes erreurs,sans exception en utilisant la technique de compensation,

-par exemple,je sais que celui qui a consommé trop de calories aujourd'hui peut compenser demain en diminuant sa consommation habituelle ou en marchant pendant quelques heures ...

Jour n° 5

Conseils

jour n°5 -Afin de mieux vous encourager,je vous recommande de cogiter sur ces mots :

-Refusez le découragement

Vérification

Rappels importants:vous devez avoir un cahier réservé à la maîtrise de poids.

-un simple cahier ordinaire peut vous servir de cahier de maîtrise de poids;vous devez absolument avoir un cahier réservé à la maîtrise de poids,jusqu'à l'obtention du poids idéal de votre choix

-Vérification n°1-Aujourd'hui.../.../.../j'ai écrit sur mon cahier de maîtrise de poids:oui...ou non... (écrivez les réponses sur votre cahier de maîtrise de poids)-**(Jour n°5)**

-Vérification n°2-Aujourd'hui.../.../.../j'ai pesé mon poids :oui...ou non...(écrivez les réponses sur votre cahier de maîtrise de poids)-**(Jour n°5)**

-Vérification n°3-Aujourd'hui.../.../.../ j'ai fait jeûne intermittent léger de ...à...(écrivez les réponses sur votre cahier de maîtrise de poids)-**(Jour n°5)**

-Vérification n°4-Aujourd'hui.../.../.../j'ai mangé... (écrivez les réponses sur votre cahier de maîtrise de poids)-**(Jour n°5)**

-Vérification n°5-Aujourd'hui.../.../.../j'ai bu... (écrivez les réponses sur votre cahier de maîtrise de poids)-**(Jour n°5)**

-Vérification n°6-Aujourd'hui.../.../.../j'ai grignoté...(écrivez les réponses sur votre cahier de maîtrise de poids)-**(Jour n°5)**

-Vérification n°7 -Aujourd'hui.../.../.../J'ai mangé de trop:oui...ou non...(écrivez les réponses sur votre cahier de maîtrise de poids) -**(Jour n°5)**

-Corrections Des Erreurs,Compensations : Je compte compenser et rattraper toutes mes erreurs,sans exception en utilisant la technique de compensation,

-par exemple,je sais que celui qui a consommé trop de calories aujourd'hui peut compenser demain en diminuant sa consommation habituelle ou en marchant pendant quelques heures ...

Jour n°6
Conseils

jour n°6 -Afin de mieux vous encourager,je vous recommande de cogiter sur ces mots :

-Ne faites pas comme les gens qui se découragent rapidement

Vérification

Rappels importants:vous devez avoir un cahier réservé à la maîtrise de poids.
-un simple cahier ordinaire peut vous servir de cahier de maîtrise de poids;vous devez absolument avoir un cahier réservé à la maîtrise de poids,jusqu'à l'obtention du poids idéal de votre choix

-Vérification n°1-Aujourd'hui.../.../.../j'ai écrit sur mon cahier de maîtrise de poids:oui...ou non...
(écrivez les réponses sur votre cahier de maîtrise de poids)-**(Jour n°6)**

-Vérification n°2-Aujourd'hui.../.../.../j'ai pesé mon poids :oui...ou non...(écrivez les réponses sur votre cahier de maîtrise de poids)-**(Jour n°)**

-Vérification n°3-Aujourd'hui.../.../.../ j'ai fait jeûne intermittent léger de ...à...(écrivez les réponses sur votre cahier de maîtrise de poids)-**(Jour n°)**

-Vérification n°4-Aujourd'hui.../.../.../j'ai mangé...
(écrivez les réponses sur votre cahier de maîtrise de poids)-**(Jour n°)**

-Vérification n°5-Aujourd'hui.../.../.../j'ai bu...
(écrivez les réponses sur votre cahier de maîtrise de poids)-**(Jour n°)**

-Vérification n°6-Aujourd'hui.../.../.../j'ai grignoté...(écrivez les réponses sur votre cahier de maîtrise de poids)-**(Jour n°)**

-Vérification n°7 -Aujourd'hui.../.../.../J'ai mangé de trop:oui...ou non...(écrivez les réponses sur votre cahier de maîtrise de poids) -**(Jour n°)**

-Corrections Des Erreurs,Compensations :
Je compte compenser et rattraper toutes mes
erreurs,sans exception en utilisant la technique de
compensation,

-par exemple,je sais que celui qui a consommé trop de
calories aujourd'hui peut compenser demain en diminuant
sa consommation habituelle ou en marchant pendant
quelques heures ...

Jour n°7

Conseils

jour n°7 -Afin de mieux vous encourager,je vous recommande de cogiter sur ces mots :
-N'écoutez la petite voix négative qui essaie de vous décourager,restez persévérant(e)

Vérification

Rappels importants:vous devez avoir un cahier réservé à la maîtrise de poids.
-un simple cahier ordinaire peut vous servir de cahier de maîtrise de poids;vous devez absolument avoir un cahier réservé à la maîtrise de poids,jusqu'à l'obtention du poids idéal de votre choix

-Vérification n°1-Aujourd'hui.../.../...j'ai écrit sur mon cahier de maîtrise de poids:oui...ou non... (écrivez les réponses sur votre cahier de maîtrise de poids)-**(Jour n°7)**

-Vérification n°2-Aujourd'hui.../.../...j'ai pesé mon poids :oui...ou non...(écrivez les réponses sur votre cahier de maîtrise de poids)-**(Jour n°)**

-Vérification n°3-Aujourd'hui.../.../... j'ai fait jeûne intermittent léger de ...à...(écrivez les réponses sur votre cahier de maîtrise de poids)-**(Jour n°)**

-Vérification n°4-Aujourd'hui.../.../...j'ai mangé... (écrivez les réponses sur votre cahier de maîtrise de poids)-**(Jour n°)**

-Vérification n°5-Aujourd'hui.../.../...j'ai bu... (écrivez les réponses sur votre cahier de maîtrise de poids)-**(Jour n°)**

-Vérification n°6-Aujourd'hui.../.../...j'ai grignoté...(écrivez les réponses sur votre cahier de maîtrise de poids)-**(Jour n°)**

-Vérification n°7 -Aujourd'hui…/…/…/J'ai mangé de trop:oui…ou non…(écrivez les réponses sur votre cahier de maîtrise de poids) **-(Jour n°)**

-Corrections Des Erreurs,Compensations :
Je compte compenser et rattraper toutes mes erreurs,sans exception en utilisant la technique de compensation,

-par exemple,je sais que celui qui a consommé trop de calories aujourd'hui peut compenser demain en diminuant sa consommation habituelle ou en marchant pendant quelques heures …

Jour n°8

Conseils

---

jour n°8-Afin de mieux vous encourager,je vous recommande de cogiter sur ces mots :

-les gens qui arrivent à maigrir ou à maîtriser leurs poids de manières durables sont en général des gens qui savent résister aux tentations,faites comme eux

Vérification

Rappels importants:vous devez avoir un cahier réservé à la maîtrise de poids.
-un simple cahier ordinaire peut vous servir de cahier de maîtrise de poids;vous devez absolument avoir un cahier réservé à la maîtrise de poids,jusqu'à l'obtention du poids idéal de votre choix

-Vérification n°1-Aujourd'hui.../.../.../j'ai écrit sur mon cahier de maîtrise de poids:oui...ou non... (écrivez les réponses sur votre cahier de maîtrise de poids)-**(Jour n°8)**

-Vérification n°2-Aujourd'hui.../.../.../j'ai pesé mon poids :oui...ou non...(écrivez les réponses sur votre cahier de maîtrise de poids)-**(Jour n°)**

-Vérification n°3-Aujourd'hui.../.../.../ j'ai fait jeûne intermittent léger de ...à...(écrivez les réponses sur votre cahier de maîtrise de poids)-**(Jour n°)**

-Vérification n°4-Aujourd'hui.../.../.../j'ai mangé... (écrivez les réponses sur votre cahier de maîtrise de poids)-**(Jour n°)**

-Vérification n°5-Aujourd'hui.../.../.../j'ai bu... (écrivez les réponses sur votre cahier de maîtrise de poids)**-(Jour n°)**

-Vérification n°6-Aujourd'hui.../.../.../j'ai grignoté...(écrivez les réponses sur votre cahier de maîtrise de poids)**-(Jour n°)**

-Vérification n°7 -Aujourd'hui.../.../.../J'ai mangé de trop:oui...ou non...(écrivez les réponses sur votre cahier de maîtrise de poids) **-(Jour n°)**

-Corrections Des Erreurs,Compensations :
Je compte compenser et rattraper toutes mes erreurs,sans exception en utilisant la technique de compensation,

-par exemple,je sais que celui qui a consommé trop de calories aujourd'hui peut compenser demain en diminuant sa consommation habituelle ou en marchant pendant quelques heures ...

Jour n°9

Conseils

jour n° 9-Afin de mieux vous encourager,je vous recommande de cogiter sur ces mots :
-N'écoutez pas les négativités de votre mental,restez positif,

Vérification

Rappels importants:vous devez avoir un cahier réservé à la maîtrise de poids.
-un simple cahier ordinaire peut vous servir de cahier de maîtrise de poids;vous devez absolument avoir un cahier réservé à la maîtrise de poids,jusqu'à l'obtention du poids idéal de votre choix

-Vérification n°1-Aujourd'hui.../.../.../j'ai écrit sur mon cahier de maîtrise de poids:oui...ou non... (écrivez les réponses sur votre cahier de maîtrise de poids)-**(Jour n°9)**

-Vérification n°2-Aujourd'hui.../.../.../j'ai pesé mon poids :oui...ou non...(écrivez les réponses sur votre cahier de maîtrise de poids)-**(Jour n°)**

**-Vérification n°3-Aujourd'hui.../.../.../ j'ai fait
jeûne intermittent léger de ...à...**(écrivez les réponses
sur votre cahier de maîtrise de poids)**-(Jour n°)**

-Vérification n°4-Aujourd'hui.../.../.../j'ai mangé...
(écrivez les réponses sur votre cahier de maîtrise de
poids)**-(Jour n°)**

-Vérification n°5-Aujourd'hui.../.../.../j'ai bu...
(écrivez les réponses sur votre cahier de maîtrise de
poids)**-(Jour n°)**

**-Vérification n°6-Aujourd'hui.../.../.../j'ai
grignoté...**(écrivez les réponses sur votre cahier de
maîtrise de poids)**-(Jour n°)**

**-Vérification n°7 -Aujourd'hui.../.../.../J'ai mangé
de trop:oui...ou non...**(écrivez les réponses sur votre
cahier de maîtrise de poids) **-(Jour n°)**

-Corrections Des Erreurs,Compensations :
Je compte compenser et rattraper toutes mes
erreurs,sans exception en utilisant la technique de
compensation,

-par exemple,je sais que celui qui a consommé trop de
calories aujourd'hui peut compenser demain en diminuant
sa consommation habituelle ou en marchant pendant
quelques heures ...

Jour n°10

Conseils

jour n°10 -Afin de mieux vous encourager,je vous recommande de cogiter sur ces mots :
-Soyez persévérant et heureux sans attendre vos résultats

Vérification

Rappels importants:vous devez avoir un cahier réservé à la maîtrise de poids.
-un simple cahier ordinaire peut vous servir de cahier de maîtrise de poids;vous devez absolument avoir un cahier réservé à la maîtrise de poids,jusqu'à l'obtention du poids idéal de votre choix

-Vérification n°1-Aujourd'hui.../.../.../j'ai écrit sur mon cahier de maîtrise de poids:oui...ou non... (écrivez les réponses sur votre cahier de maîtrise de poids)**-(Jour n°10)**

-Vérification n°2-Aujourd'hui.../.../.../j'ai pesé mon poids :oui...ou non...(écrivez les réponses sur votre cahier de maîtrise de poids)**-(Jour n°)**

-Vérification n°3-Aujourd'hui.../.../.../ j'ai fait jeûne intermittent léger de ...à...(écrivez les réponses sur votre cahier de maîtrise de poids)**-(Jour n°)**

-Vérification n°4-Aujourd'hui.../.../.../j'ai mangé...(écrivez les réponses sur votre cahier de maîtrise de poids)**-(Jour n°)**

-Vérification n°5-Aujourd'hui.../.../.../j'ai bu...(écrivez les réponses sur votre cahier de maîtrise de poids)**-(Jour n°)**

-Vérification n°6-Aujourd'hui.../.../.../j'ai grignoté...(écrivez les réponses sur votre cahier de maîtrise de poids)**-(Jour n°)**

-Vérification n°7 -Aujourd'hui.../.../.../J'ai mangé de trop:oui...ou non...(écrivez les réponses sur votre cahier de maîtrise de poids) **-(Jour n°)**

-Corrections Des Erreurs,Compensations :
Je compte compenser et rattraper toutes mes erreurs,sans exception en utilisant la technique de compensation,

-par exemple,je sais que celui qui a consommé trop de calories aujourd'hui peut compenser demain en diminuant sa consommation habituelle ou en marchant pendant quelques heures ...

Jour n° 11

Conseils

jour n°11 -Afin de mieux vous encourager,je vous recommande de cogiter sur ces mots :
-N'oubliez pas de tout faire pour rester heureux

Vérification

Rappels importants:vous devez avoir un cahier réservé à la maîtrise de poids.
-un simple cahier ordinaire peut vous servir de cahier de maîtrise de poids;vous devez absolument avoir un cahier réservé à la maîtrise de poids,jusqu'à l'obtention du poids idéal de votre choix

-Vérification n°1-Aujourd'hui.../.../.../j'ai écrit sur mon cahier de maîtrise de poids:oui...ou non...
(écrivez les réponses sur votre cahier de maîtrise de poids)**-(Jour n°11)**

-Vérification n°2-Aujourd'hui.../.../.../j'ai pesé mon poids :oui...ou non...(écrivez les réponses sur votre cahier de maîtrise de poids)**-(Jour n°)**

-Vérification n°3-Aujourd'hui.../.../.../ j'ai fait jeûne intermittent léger de ...à...(écrivez les réponses sur votre cahier de maîtrise de poids)**-(Jour n°)**

-Vérification n°4-Aujourd'hui.../.../.../j'ai mangé...
(écrivez les réponses sur votre cahier de maîtrise de poids)-**(Jour n°)**

-Vérification n°5-Aujourd'hui.../.../.../j'ai bu...
(écrivez les réponses sur votre cahier de maîtrise de poids)-**(Jour n°)**

-Vérification n°6-Aujourd'hui.../.../.../j'ai grignoté...(écrivez les réponses sur votre cahier de maîtrise de poids)-**(Jour n°)**

-Vérification n°7 -Aujourd'hui.../.../.../J'ai mangé de trop:oui...ou non...(écrivez les réponses sur votre cahier de maîtrise de poids) -**(Jour n°)**

-Corrections Des Erreurs,Compensations :
Je compte compenser et rattraper toutes mes erreurs,sans exception en utilisant la technique de compensation,

-par exemple,je sais que celui qui a consommé trop de calories aujourd'hui peut compenser demain en diminuant sa consommation habituelle ou en marchant pendant quelques heures ...

Jour n°12

Conseils

jour n°12-Afin de mieux vous encourager,je vous recommande de cogiter sur ces mots :

-Soyez heureux,vous le méritez

Vérification

Rappels importants:vous devez avoir un cahier réservé à la maîtrise de poids.
-un simple cahier ordinaire peut vous servir de cahier de maîtrise de poids;vous devez absolument avoir un cahier réservé à la maîtrise de poids,jusqu'à l'obtention du poids idéal de votre choix

-Vérification n°1-Aujourd'hui.../.../.../j'ai écrit sur mon cahier de maîtrise de poids:oui...ou non... (écrivez les réponses sur votre cahier de maîtrise de poids)-**(Jour n°12)**

-Vérification n°2-Aujourd'hui.../.../.../j'ai pesé mon poids :oui...ou non...(écrivez les réponses sur votre cahier de maîtrise de poids)-**(Jour n°)**

-Vérification n°3-Aujourd'hui…/…/…/ j'ai fait jeûne intermittent léger de …à…(écrivez les réponses sur votre cahier de maîtrise de poids)-**(Jour n°)**

-Vérification n°4-Aujourd'hui…/…/…/j'ai mangé…(écrivez les réponses sur votre cahier de maîtrise de poids)-**(Jour n°)**

-Vérification n°5-Aujourd'hui…/…/…/j'ai bu…(écrivez les réponses sur votre cahier de maîtrise de poids)-**(Jour n°)**

-Vérification n°6-Aujourd'hui…/…/…/j'ai grignoté…(écrivez les réponses sur votre cahier de maîtrise de poids)-**(Jour n°)**

-Vérification n°7 -Aujourd'hui…/…/…/J'ai mangé de trop:oui…ou non…(écrivez les réponses sur votre cahier de maîtrise de poids) -**(Jour n°)**

-Corrections Des Erreurs,Compensations :
Je compte compenser et rattraper toutes mes erreurs,sans exception en utilisant la technique de compensation,

-par exemple,je sais que celui qui a consommé trop de calories aujourd'hui peut compenser demain en diminuant sa consommation habituelle ou en marchant pendant quelques heures …

Jour n°13

Conseils

jour n°13 -Afin de mieux vous encourager,je vous recommande de cogiter sur ces mots :
-Ne laissez pas le stress voler vos résultats

Vérification

Rappels importants:vous devez avoir un cahier réservé à la maîtrise de poids.
-un simple cahier ordinaire peut vous servir de cahier de maîtrise de poids;vous devez absolument avoir un cahier réservé à la maîtrise de poids,jusqu'à l'obtention du poids idéal de votre choix

-Vérification n°1-Aujourd'hui.../.../.../j'ai écrit sur mon cahier de maîtrise de poids:oui...ou non... (écrivez les réponses sur votre cahier de maîtrise de poids)**-(Jour n°13)**

-Vérification n°2-Aujourd'hui.../.../.../j'ai pesé mon poids :oui...ou non...(écrivez les réponses sur votre cahier de maîtrise de poids)**-(Jour n°)**

-Vérification n°3-Aujourd'hui.../.../.../ j'ai fait jeûne intermittent léger de ...à...(écrivez les réponses sur votre cahier de maîtrise de poids)**-(Jour n°)**

-Vérification n°4-Aujourd'hui.../.../.../j'ai mangé... (écrivez les réponses sur votre cahier de maîtrise de poids)**-(Jour n°)**

-Vérification n°5-Aujourd'hui.../.../.../j'ai bu... (écrivez les réponses sur votre cahier de maîtrise de poids)**-(Jour n°)**

-Vérification n°6-Aujourd'hui.../.../.../j'ai grignoté...(écrivez les réponses sur votre cahier de maîtrise de poids)**-(Jour n°)**

-Vérification n°7 -Aujourd'hui.../.../.../J'ai mangé de trop:oui...ou non...(écrivez les réponses sur votre cahier de maîtrise de poids) **-(Jour n°)**

-Corrections Des Erreurs,Compensations :
Je compte compenser et rattraper toutes mes erreurs,sans exception en utilisant la technique de compensation,

-par exemple,je sais que celui qui a consommé trop de calories aujourd'hui peut compenser demain en diminuant sa consommation habituelle ou en marchant pendant quelques heures ...

Jour n°14

Conseils

jour n°14-Afin de mieux vous encourager,je vous recommande de cogiter sur ces mots :

-pour atteindre vos objectifs,dites non à tout ce qui peut diminuer votre chance de maigrir ou de maîtriser votre poids

Vérification

Rappels importants:vous devez avoir un cahier réservé à la maîtrise de poids.
-un simple cahier ordinaire peut vous servir de cahier de maîtrise de poids;vous devez absolument avoir un cahier réservé à la maîtrise de poids,jusqu'à l'obtention du poids idéal de votre choix

-Vérification n°1-Aujourd'hui.../.../.../j'ai écrit sur mon cahier de maîtrise de poids:oui...ou non...
(écrivez les réponses sur votre cahier de maîtrise de poids)-**(Jour n°14)**

-Vérification n°2-Aujourd'hui.../.../...j'ai pesé mon poids :oui...ou non...(écrivez les réponses sur votre cahier de maîtrise de poids)**-(Jour n°)**

-Vérification n°3-Aujourd'hui.../.../.../ j'ai fait jeûne intermittent léger de ...à...(écrivez les réponses sur votre cahier de maîtrise de poids)**-(Jour n°)**

-Vérification n°4-Aujourd'hui.../.../...j'ai mangé... (écrivez les réponses sur votre cahier de maîtrise de poids)**-(Jour n°)**

-Vérification n°5-Aujourd'hui.../.../...j'ai bu... (écrivez les réponses sur votre cahier de maîtrise de poids)**-(Jour n°)**

-Vérification n°6-Aujourd'hui.../.../...j'ai grignoté...(écrivez les réponses sur votre cahier de maîtrise de poids)**-(Jour n°)**

-Vérification n°7 -Aujourd'hui.../.../...J'ai mangé de trop:oui...ou non...(écrivez les réponses sur votre cahier de maîtrise de poids) **-(Jour n°)**

-Corrections Des Erreurs,Compensations :
Je compte compenser et rattraper toutes mes erreurs,sans exception en utilisant la technique de compensation,

-par exemple,je sais que celui qui a consommé trop de calories aujourd'hui peut compenser demain en diminuant sa consommation habituelle ou en marchant pendant quelques heures ...

Jour n°15

Conseils

jour n°15-Afin de mieux vous encourager,je vous recommande de cogiter sur ces mots :
-prenez un temps pour vous féliciter

Vérification

Rappels importants:vous devez avoir un cahier réservé à la maîtrise de poids.
-un simple cahier ordinaire peut vous servir de cahier de maîtrise de poids;vous devez absolument avoir un cahier réservé à la maîtrise de poids,jusqu'à l'obtention du poids idéal de votre choix

-Vérification n°1-Aujourd'hui.../.../.../j'ai écrit sur mon cahier de maîtrise de poids:oui...ou non... (écrivez les réponses sur votre cahier de maîtrise de poids)-**(Jour n°15)**

-Vérification n°2-Aujourd'hui.../.../.../j'ai pesé mon poids :oui...ou non...(écrivez les réponses sur votre cahier de maîtrise de poids)-**(Jour n°)**

**-Vérification n°3-Aujourd'hui.../.../.../ j'ai fait
jeûne intermittent léger de ...à...**(écrivez les réponses
sur votre cahier de maîtrise de poids)**-(Jour n°)**

-Vérification n°4-Aujourd'hui.../.../.../j'ai mangé...
(écrivez les réponses sur votre cahier de maîtrise de
poids)**-(Jour n°)**

-Vérification n°5-Aujourd'hui.../.../.../j'ai bu...
(écrivez les réponses sur votre cahier de maîtrise de
poids)**-(Jour n°)**

**-Vérification n°6-Aujourd'hui.../.../.../j'ai
grignoté...**(écrivez les réponses sur votre cahier de
maîtrise de poids)**-(Jour n°)**

**-Vérification n°7 -Aujourd'hui.../.../.../J'ai mangé
de trop:oui...ou non...**(écrivez les réponses sur votre
cahier de maîtrise de poids) **-(Jour n°)**

-Corrections Des Erreurs,Compensations :
Je compte compenser et rattraper toutes mes
erreurs,sans exception en utilisant la technique de
compensation,

-par exemple,je sais que celui qui a consommé trop de
calories aujourd'hui peut compenser demain en diminuant
sa consommation habituelle ou en marchant pendant
quelques heures ...

Jour n°16

Conseils

jour n°16 -Afin de mieux vous encourager,je vous recommande de cogiter sur ces mots :
Soyez fier de vous sans attendre de devenir ou d'avoir quoi que ce soit

Vérification

Rappels importants:vous devez avoir un cahier réservé à la maîtrise de poids.
-un simple cahier ordinaire peut vous servir de cahier de maîtrise de poids;vous devez absolument avoir un cahier réservé à la maîtrise de poids,jusqu'à l'obtention du poids idéal de votre choix

-Vérification n°1-Aujourd'hui.../.../.../j'ai écrit sur mon cahier de maîtrise de poids:oui...ou non... (écrivez les réponses sur votre cahier de maîtrise de poids)**-(Jour n°16)**

-Vérification n°2-Aujourd'hui.../.../.../j'ai pesé mon poids :oui...ou non... (écrivez les réponses sur votre cahier de maîtrise de poids)**-(Jour n°)**

**-Vérification n°3-Aujourd'hui.../.../.../ j'ai fait
jeûne intermittent léger de ...à...**(écrivez les réponses
sur votre cahier de maîtrise de poids)**-(Jour n°)**

-Vérification n°4-Aujourd'hui.../.../.../j'ai mangé...
(écrivez les réponses sur votre cahier de maîtrise de
poids)**-(Jour n°)**

-Vérification n°5-Aujourd'hui.../.../.../j'ai bu...
(écrivez les réponses sur votre cahier de maîtrise de
poids)**-(Jour n°)**

**-Vérification n°6-Aujourd'hui.../.../.../j'ai
grignoté...**(écrivez les réponses sur votre cahier de
maîtrise de poids)**-(Jour n°)**

**-Vérification n°7 -Aujourd'hui.../.../.../J'ai mangé
de trop:oui...ou non...**(écrivez les réponses sur votre
cahier de maîtrise de poids) **-(Jour n°)**

-Corrections Des Erreurs,Compensations :
Je compte compenser et rattraper toutes mes
erreurs,sans exception en utilisant la technique de
compensation,

-par exemple,je sais que celui qui a consommé trop de
calories aujourd'hui peut compenser demain en diminuant
sa consommation habituelle ou en marchant pendant
quelques heures ...

Jour n°17

Conseils

Jour n°17-Afin de mieux vous encourager,je vous recommande de cogiter sur ces mots :
-Face au découragement,pensez aux avantagent qui arrivent aux gens qui ont le poids idéal de leur rêve

Vérification

Rappels importants:vous devez avoir un cahier réservé à la maîtrise de poids.
-un simple cahier ordinaire peut vous servir de cahier de maîtrise de poids;vous devez absolument avoir un cahier réservé à la maîtrise de poids,jusqu'à l'obtention du poids idéal de votre choix

-Vérification n°1-Aujourd'hui.../.../.../j'ai écrit sur mon cahier de maîtrise de poids:oui...ou non...
(écrivez les réponses sur votre cahier de maîtrise de poids)-**(Jour n°17)**

-Vérification n°2-Aujourd'hui.../.../...j'ai pesé mon poids :oui...ou non...(écrivez les réponses sur votre cahier de maîtrise de poids)**-(Jour n°)**

-Vérification n°3-Aujourd'hui.../.../.../ j'ai fait jeûne intermittent léger de ...à...(écrivez les réponses sur votre cahier de maîtrise de poids)**-(Jour n°)**

-Vérification n°4-Aujourd'hui.../.../...j'ai mangé... (écrivez les réponses sur votre cahier de maîtrise de poids)**-(Jour n°)**

-Vérification n°5-Aujourd'hui.../.../...j'ai bu... (écrivez les réponses sur votre cahier de maîtrise de poids)**-(Jour n°)**

-Vérification n°6-Aujourd'hui.../.../...j'ai grignoté...(écrivez les réponses sur votre cahier de maîtrise de poids)**-(Jour n°)**

-Vérification n°7 -Aujourd'hui.../.../.../J'ai mangé de trop:oui...ou non...(écrivez les réponses sur votre cahier de maîtrise de poids) **-(Jour n°)**

-Corrections Des Erreurs,Compensations :
Je compte compenser et rattraper toutes mes erreurs,sans exception en utilisant la technique de compensation,

-par exemple,je sais que celui qui a consommé trop de calories aujourd'hui peut compenser demain en diminuant sa consommation habituelle ou en marchant pendant quelques heures ...

Jour n°18

Conseils

Jour n°18-Afin de mieux vous encourager,je vous recommande de cogiter sur ces mots :
-Dites non au pessimisme

Vérification

Rappels importants:vous devez avoir un cahier réservé à la maîtrise de poids.
-un simple cahier ordinaire peut vous servir de cahier de maîtrise de poids;vous devez absolument avoir un cahier réservé à la maîtrise de poids,jusqu'à l'obtention du poids idéal de votre choix

-Vérification n°1-Aujourd'hui.../.../.../j'ai écrit sur mon cahier de maîtrise de poids:oui...ou non...
(écrivez les réponses sur votre cahier de maîtrise de poids)-**(Jour n°18)**

-Vérification n°2-Aujourd'hui.../.../.../j'ai pesé mon poids :oui...ou non...(écrivez les réponses sur votre cahier de maîtrise de poids)**-(Jour n°)**

-Vérification n°3-Aujourd'hui.../.../.../ j'ai fait jeûne intermittent léger de ...à...(écrivez les réponses sur votre cahier de maîtrise de poids)**-(Jour n°)**

-Vérification n°4-Aujourd'hui.../.../.../j'ai mangé... (écrivez les réponses sur votre cahier de maîtrise de poids)**-(Jour n°)**

-Vérification n°5-Aujourd'hui.../.../.../j'ai bu... (écrivez les réponses sur votre cahier de maîtrise de poids)**-(Jour n°)**

-Vérification n°6-Aujourd'hui.../.../.../j'ai grignoté...(écrivez les réponses sur votre cahier de maîtrise de poids)**-(Jour n°)**

-Vérification n°7 -Aujourd'hui.../.../.../J'ai mangé de trop:oui...ou non...(écrivez les réponses sur votre cahier de maîtrise de poids) **-(Jour n°)**

-Corrections Des Erreurs,Compensations :
Je compte compenser et rattraper toutes mes erreurs,sans exception en utilisant la technique de compensation,

-par exemple,je sais que celui qui a consommé trop de calories aujourd'hui peut compenser demain en diminuant sa consommation habituelle ou en marchant pendant quelques heures ...

Jour n°19

Conseils

Jour n°19-Afin de mieux vous encourager,je vous recommande de cogiter sur ces mots :
-Focalisez votre attention sur du positif

Vérification

Rappels importants:vous devez avoir un cahier réservé à la maîtrise de poids.
-un simple cahier ordinaire peut vous servir de cahier de maîtrise de poids;vous devez absolument avoir un cahier réservé à la maîtrise de poids,jusqu'à l'obtention du poids idéal de votre choix

-Vérification n°1-Aujourd'hui.../.../.../j'ai écrit sur mon cahier de maîtrise de poids:oui...ou non...
(écrivez les réponses sur votre cahier de maîtrise de poids)-**(Jour n°19)**

-Vérification n°2-Aujourd'hui.../.../.../j'ai pesé mon poids :oui...ou non...(écrivez les réponses sur votre cahier de maîtrise de poids)**-(Jour n°)**

-Vérification n°3-Aujourd'hui.../.../.../ j'ai fait jeûne intermittent léger de ...à...(écrivez les réponses sur votre cahier de maîtrise de poids)**-(Jour n°)**

-Vérification n°4-Aujourd'hui.../.../.../j'ai mangé...(écrivez les réponses sur votre cahier de maîtrise de poids)**-(Jour n°)**

-Vérification n°5-Aujourd'hui.../.../.../j'ai bu...(écrivez les réponses sur votre cahier de maîtrise de poids)**-(Jour n°)**

-Vérification n°6-Aujourd'hui.../.../.../j'ai grignoté...(écrivez les réponses sur votre cahier de maîtrise de poids)**-(Jour n°)**

-Vérification n°7 -Aujourd'hui.../.../.../J'ai mangé de trop:oui...ou non...(écrivez les réponses sur votre cahier de maîtrise de poids) **-(Jour n°)**

-Corrections Des Erreurs,Compensations :
Je compte compenser et rattraper toutes mes erreurs,sans exception en utilisant la technique de compensation,

-par exemple,je sais que celui qui a consommé trop de calories aujourd'hui peut compenser demain en diminuant sa consommation habituelle ou en marchant pendant quelques heures ...

Jour n°20

Conseils

Jour n°20-Afin de mieux vous encourager,je vous recommande de cogiter sur ces mots :
-Visualisez – vous avec les vêtements de vos choix,des vêtements pour personnes minces..

Vérification

Rappels importants:vous devez avoir un cahier réservé à la maîtrise de poids.
-un simple cahier ordinaire peut vous servir de cahier de maîtrise de poids;vous devez absolument avoir un cahier réservé à la maîtrise de poids,jusqu'à l'obtention du poids idéal de votre choix

-Vérification n°1-Aujourd'hui.../.../.../j'ai écrit sur mon cahier de maîtrise de poids:oui...ou non...
(écrivez les réponses sur votre cahier de maîtrise de poids)-**(Jour n°20)**

-Vérification n°2-Aujourd'hui…/…/…/j'ai pesé mon poids :oui…ou non…(écrivez les réponses sur votre cahier de maîtrise de poids)**-(Jour n°)**

-Vérification n°3-Aujourd'hui…/…/…/ j'ai fait jeûne intermittent léger de …à…(écrivez les réponses sur votre cahier de maîtrise de poids)**-(Jour n°)**

-Vérification n°4-Aujourd'hui…/…/…/j'ai mangé… (écrivez les réponses sur votre cahier de maîtrise de poids)**-(Jour n°)**

-Vérification n°5-Aujourd'hui…/…/…/j'ai bu… (écrivez les réponses sur votre cahier de maîtrise de poids)**-(Jour n°)**

-Vérification n°6-Aujourd'hui…/…/…/j'ai grignoté…(écrivez les réponses sur votre cahier de maîtrise de poids)**-(Jour n°)**

-Vérification n°7 -Aujourd'hui…/…/…/J'ai mangé de trop:oui…ou non…(écrivez les réponses sur votre cahier de maîtrise de poids) **-(Jour n°)**

-Corrections Des Erreurs,Compensations :
Je compte compenser et rattraper toutes mes erreurs,sans exception en utilisant la technique de compensation,

-par exemple,je sais que celui qui a consommé trop de calories aujourd'hui peut compenser demain en diminuant sa consommation habituelle ou en marchant pendant quelques heures …

Jour n°21

Conseils

Jour n°21-Afin de mieux vous encourager,je vous recommande de cogiter sur ces mots :
-Prenez contrôle de votre cerveau,restez persévérant(e)

Vérification

Rappels importants:vous devez avoir un cahier réservé à la maîtrise de poids.
-un simple cahier ordinaire peut vous servir de cahier de maîtrise de poids;vous devez absolument avoir un cahier réservé à la maîtrise de poids,jusqu'à l'obtention du poids idéal de votre choix

-Vérification n°1-Aujourd'hui.../.../.../j'ai écrit sur mon cahier de maîtrise de poids:oui...ou non...(écrivez les réponses sur votre cahier de maîtrise de poids)-**(Jour n°21)**

-Vérification n°2-Aujourd'hui.../.../.../j'ai pesé mon poids :oui...ou non...(écrivez les réponses sur votre cahier de maîtrise de poids)-**(Jour n°)**

-Vérification n°3-Aujourd'hui.../.../.../ j'ai fait jeûne intermittent léger de ...à...(écrivez les réponses sur votre cahier de maîtrise de poids)**-(Jour n°)**

-Vérification n°4-Aujourd'hui.../.../.../j'ai mangé...(écrivez les réponses sur votre cahier de maîtrise de poids)**-(Jour n°)**

-Vérification n°5-Aujourd'hui.../.../.../j'ai bu...(écrivez les réponses sur votre cahier de maîtrise de poids)**-(Jour n°)**

-Vérification n°6-Aujourd'hui.../.../.../j'ai grignoté...(écrivez les réponses sur votre cahier de maîtrise de poids)**-(Jour n°)**

-Vérification n°7 -Aujourd'hui.../.../.../J'ai mangé de trop:oui...ou non...(écrivez les réponses sur votre cahier de maîtrise de poids) **-(Jour n°)**

-Corrections Des Erreurs,Compensations :
Je compte compenser et rattraper toutes mes erreurs,sans exception en utilisant la technique de compensation,

-par exemple,je sais que celui qui a consommé trop de calories aujourd'hui peut compenser demain en diminuant sa consommation habituelle ou en marchant pendant quelques heures ...

Jour n°22

Conseils

Jour n°22-Afin de mieux vous encourager,je vous recommande de cogiter sur ces mots :
-imaginez – vous en train de fêter votre perte de poids

Vérification

Rappels importants:vous devez avoir un cahier réservé à la maîtrise de poids.
-un simple cahier ordinaire peut vous servir de cahier de maîtrise de poids;vous devez absolument avoir un cahier réservé à la maîtrise de poids,jusqu'à l'obtention du poids idéal de votre choix

-Vérification n°1-Aujourd'hui.../.../.../j'ai écrit sur mon cahier de maîtrise de poids:oui...ou non... (écrivez les réponses sur votre cahier de maîtrise de poids)-**(Jour n°22)**

-Vérification n°2-Aujourd'hui.../.../.../j'ai pesé mon poids :oui...ou non...(écrivez les réponses sur votre cahier de maîtrise de poids)-**(Jour n°)**

-Vérification n°3-Aujourd'hui.../.../.../ j'ai fait jeûne intermittent léger de ...à...(écrivez les réponses sur votre cahier de maîtrise de poids)-**(Jour n°)**

-Vérification n°4-Aujourd'hui.../.../.../j'ai mangé... (écrivez les réponses sur votre cahier de maîtrise de poids)**-(Jour n°)**

-Vérification n°5-Aujourd'hui.../.../.../j'ai bu... (écrivez les réponses sur votre cahier de maîtrise de poids)**-(Jour n°)**

-Vérification n°6-Aujourd'hui.../.../.../j'ai grignoté...(écrivez les réponses sur votre cahier de maîtrise de poids)**-(Jour n°)**

-Vérification n°7 -Aujourd'hui.../.../.../J'ai mangé de trop:oui...ou non...(écrivez les réponses sur votre cahier de maîtrise de poids) **-(Jour n°)**

-Corrections Des Erreurs,Compensations :
Je compte compenser et rattraper toutes mes erreurs,sans exception en utilisant la technique de compensation,

-par exemple,je sais que celui qui a consommé trop de calories aujourd'hui peut compenser demain en diminuant sa consommation habituelle ou en marchant pendant quelques heures ...

Jour n°23

Conseils

Jour n°23-Afin de mieux vous encourager,je vous recommande de cogiter sur ces mots :
-visualisez – vous en train de bénéficier des avantages qui arrivent aux gens minces

Vérification

Rappels importants:vous devez avoir un cahier réservé à la maîtrise de poids.
-un simple cahier ordinaire peut vous servir de cahier de maîtrise de poids;vous devez absolument avoir un cahier réservé à la maîtrise de poids,jusqu'à l'obtention du poids idéal de votre choix

-Vérification n°1-Aujourd'hui.../.../.../j'ai écrit sur mon cahier de maîtrise de poids:oui...ou non... (écrivez les réponses sur votre cahier de maîtrise de poids)-**(Jour n°23)**

-Vérification n°2-Aujourd'hui.../.../.../j'ai pesé mon poids :oui...ou non...(écrivez les réponses sur votre cahier de maîtrise de poids)-**(Jour n°)**

-Vérification n°3-Aujourd'hui.../.../.../ j'ai fait jeûne intermittent léger de ...à...(écrivez les réponses sur votre cahier de maîtrise de poids)-**(Jour n°)**

-Vérification n°4-Aujourd'hui…/…/…/j'ai mangé…
(écrivez les réponses sur votre cahier de maîtrise de poids)-**(Jour n°)**

-Vérification n°5-Aujourd'hui…/…/…/j'ai bu…
(écrivez les réponses sur votre cahier de maîtrise de poids)-**(Jour n°)**

-Vérification n°6-Aujourd'hui…/…/…/j'ai grignoté…(écrivez les réponses sur votre cahier de maîtrise de poids)-**(Jour n°)**

-Vérification n°7 -Aujourd'hui…/…/…/J'ai mangé de trop:oui…ou non…(écrivez les réponses sur votre cahier de maîtrise de poids) -**(Jour n°)**

-Corrections Des Erreurs,Compensations :
Je compte compenser et rattraper toutes mes erreurs,sans exception en utilisant la technique de compensation,

-par exemple,je sais que celui qui a consommé trop de calories aujourd'hui peut compenser demain en diminuant sa consommation habituelle ou en marchant pendant quelques heures …

Jour n°24

Conseils

Jour n°24-Afin de mieux vous encourager,je vous recommande de cogiter sur ces mots :
-imaginez – vous en train de nager dans vos anciens vêtements qui sont devenus trop larges

Vérification

Rappels importants:vous devez avoir un cahier réservé à la maîtrise de poids.
-un simple cahier ordinaire peut vous servir de cahier de maîtrise de poids;vous devez absolument avoir un cahier réservé à la maîtrise de poids,jusqu'à l'obtention du poids idéal de votre choix

-Vérification n°1-Aujourd'hui.../.../.../j'ai écrit sur mon cahier de maîtrise de poids:oui...ou non... (écrivez les réponses sur votre cahier de maîtrise de poids)-**(Jour n°24)**

-Vérification n°2-Aujourd'hui.../.../.../j'ai pesé mon poids :oui...ou non...(écrivez les réponses sur votre cahier de maîtrise de poids)-**(Jour n°)**

-Vérification n°3-Aujourd'hui.../.../.../ j'ai fait jeûne intermittent léger de ...à...(écrivez les réponses sur votre cahier de maîtrise de poids)-**(Jour n°)**

-Vérification n°4-Aujourd'hui.../.../.../j'ai mangé...(écrivez les réponses sur votre cahier de maîtrise de poids)-**(Jour n°)**

-Vérification n°5-Aujourd'hui.../.../.../j'ai bu...(écrivez les réponses sur votre cahier de maîtrise de poids)-**(Jour n°)**

-Vérification n°6-Aujourd'hui.../.../.../j'ai grignoté...(écrivez les réponses sur votre cahier de maîtrise de poids)-**(Jour n°)**

-Vérification n°7 -Aujourd'hui.../.../.../J'ai mangé de trop:oui...ou non...(écrivez les réponses sur votre cahier de maîtrise de poids) -**(Jour n°)**

-Corrections Des Erreurs,Compensations :
Je compte compenser et rattraper toutes mes erreurs,sans exception en utilisant la technique de compensation,

-par exemple,je sais que celui qui a consommé trop de calories aujourd'hui peut compenser demain en diminuant sa consommation habituelle ou en marchant pendant quelques heures ...

Jour n°25

Conseils

Jour n°25-Afin de mieux vous encourager,je vous recommande de cogiter sur ces mots :
-observez les attitudes des gens qui savent maîtriser leurs poids et agissez en conséquences

Vérification

Rappels importants:vous devez avoir un cahier réservé à la maîtrise de poids.
-un simple cahier ordinaire peut vous servir de cahier de maîtrise de poids;vous devez absolument avoir un cahier réservé à la maîtrise de poids,jusqu'à l'obtention du poids idéal de votre choix

-Vérification n°1-Aujourd'hui…/…/…/j'ai écrit sur mon cahier de maîtrise de poids:oui…ou non… (écrivez les réponses sur votre cahier de maîtrise de poids)-**(Jour n°25)**

-Vérification n°2-Aujourd'hui…/…/…/j'ai pesé mon poids :oui…ou non…(écrivez les réponses sur votre cahier de maîtrise de poids)-**(Jour n°)**

-Vérification n°3-Aujourd'hui.../.../.../ j'ai fait jeûne intermittent léger de ...à...(écrivez les réponses sur votre cahier de maîtrise de poids)**-(Jour n°)**

-Vérification n°4-Aujourd'hui.../.../.../j'ai mangé...(écrivez les réponses sur votre cahier de maîtrise de poids)**-(Jour n°)**

-Vérification n°5-Aujourd'hui.../.../.../j'ai bu...(écrivez les réponses sur votre cahier de maîtrise de poids)**-(Jour n°)**

-Vérification n°6-Aujourd'hui.../.../.../j'ai grignoté...(écrivez les réponses sur votre cahier de maîtrise de poids)**-(Jour n°)**

-Vérification n°7 -Aujourd'hui.../.../.../J'ai mangé de trop:oui...ou non...(écrivez les réponses sur votre cahier de maîtrise de poids) **-(Jour n°)**

-Corrections Des Erreurs,Compensations :
Je compte compenser et rattraper toutes mes erreurs,sans exception en utilisant la technique de compensation,

-par exemple,je sais que celui qui a consommé trop de calories aujourd'hui peut compenser demain en diminuant sa consommation habituelle ou en marchant pendant quelques heures ...

Jour n°26

Conseils

Jour n°26-Afin de mieux vous encourager,je vous recommande de cogiter sur ces mots :
-activez vos gènes de persévérance en pensant positivement

Vérification

Rappels importants:vous devez avoir un cahier réservé à la maîtrise de poids.
-un simple cahier ordinaire peut vous servir de cahier de maîtrise de poids;vous devez absolument avoir un cahier réservé à la maîtrise de poids,jusqu'à l'obtention du poids idéal de votre choix

-Vérification n°1-Aujourd'hui.../.../.../j'ai écrit sur mon cahier de maîtrise de poids:oui...ou non...
(écrivez les réponses sur votre cahier de maîtrise de poids)-**(Jour n°26)**

-Vérification n°2-Aujourd'hui.../.../.../j'ai pesé mon poids :oui...ou non...(écrivez les réponses sur votre cahier de maîtrise de poids)-**(Jour n°)**

-Vérification n°3-Aujourd'hui.../.../.../ j'ai fait jeûne intermittent léger de ...à...(écrivez les réponses sur votre cahier de maîtrise de poids)-**(Jour n°)**

-Vérification n°4-Aujourd'hui.../.../.../j'ai mangé... (écrivez les réponses sur votre cahier de maîtrise de poids)**-(Jour n°)**

-Vérification n°5-Aujourd'hui.../.../.../j'ai bu... (écrivez les réponses sur votre cahier de maîtrise de poids)**-(Jour n°)**

-Vérification n°6-Aujourd'hui.../.../.../j'ai grignoté...(écrivez les réponses sur votre cahier de maîtrise de poids)**-(Jour n°)**

-Vérification n°7 -Aujourd'hui.../.../.../J'ai mangé de trop:oui...ou non...(écrivez les réponses sur votre cahier de maîtrise de poids) **-(Jour n°)**

-Corrections Des Erreurs,Compensations :
Je compte compenser et rattraper toutes mes erreurs,sans exception en utilisant la technique de compensation,

-par exemple,je sais que celui qui a consommé trop de calories aujourd'hui peut compenser demain en diminuant sa consommation habituelle ou en marchant pendant quelques heures ...

Jour n°27

Conseils

Jour n°27 -Afin de mieux vous encourager,je vous recommande de cogiter sur ces mots :

-pensez aux histoires des gens qui ont réussi à perdre du poids de manières positives

Vérification

Rappels importants:vous devez avoir un cahier réservé à la maîtrise de poids.
-un simple cahier ordinaire peut vous servir de cahier de maîtrise de poids;vous devez absolument avoir un cahier réservé à la maîtrise de poids,jusqu'à l'obtention du poids idéal de votre choix

-Vérification n°1-Aujourd'hui.../.../.../j'ai écrit sur mon cahier de maîtrise de poids:oui...ou non... (écrivez les réponses sur votre cahier de maîtrise de poids)-**(Jour n°27)**

-Vérification n°2-Aujourd'hui.../.../.../j'ai pesé mon poids :oui...ou non...(écrivez les réponses sur votre cahier de maîtrise de poids)-**(Jour n°)**

-Vérification n°3-Aujourd'hui.../.../.../ j'ai fait jeûne intermittent léger de ...à...(écrivez les réponses sur votre cahier de maîtrise de poids)-**(Jour n°)**

-Vérification n°4-Aujourd'hui.../.../.../j'ai mangé...
(écrivez les réponses sur votre cahier de maîtrise de
poids)-**(Jour n°)**

-Vérification n°5-Aujourd'hui.../.../.../j'ai bu...
(écrivez les réponses sur votre cahier de maîtrise de
poids)-**(Jour n°)**

**-Vérification n°6-Aujourd'hui.../.../.../j'ai
grignoté...**(écrivez les réponses sur votre cahier de
maîtrise de poids)-**(Jour n°)**

**-Vérification n°7 -Aujourd'hui.../.../.../J'ai mangé
de trop:oui...ou non...**(écrivez les réponses sur votre
cahier de maîtrise de poids) -**(Jour n°)**

-Corrections Des Erreurs,Compensations :
Je compte compenser et rattraper toutes mes
erreurs,sans exception en utilisant la technique de
compensation,

-par exemple,je sais que celui qui a consommé trop de
calories aujourd'hui peut compenser demain en diminuant
sa consommation habituelle ou en marchant pendant
quelques heures ...

Jour n°28

Conseils

Jour n°28 Afin de mieux vous encourager,je vous recommande de cogiter sur ces mots :
-Refusez de donner du pouvoir aux propos des gens négatifs

Vérification

Rappels importants:vous devez avoir un cahier réservé à la maîtrise de poids.
-un simple cahier ordinaire peut vous servir de cahier de maîtrise de poids;vous devez absolument avoir un cahier réservé à la maîtrise de poids,jusqu'à l'obtention du poids idéal de votre choix

-Vérification n°1-Aujourd'hui.../.../.../j'ai écrit sur mon cahier de maîtrise de poids:oui...ou non... (écrivez les réponses sur votre cahier de maîtrise de poids)-**(Jour n°28)**

-Vérification n°2-Aujourd'hui.../.../.../j'ai pesé mon poids :oui...ou non...(écrivez les réponses sur votre cahier de maîtrise de poids)-**(Jour n°)**

-Vérification n°3-Aujourd'hui.../.../.../ j'ai fait jeûne intermittent léger de ...à...(écrivez les réponses sur votre cahier de maîtrise de poids)-**(Jour n°)**

-Vérification n°4-Aujourd'hui…/…/…/j'ai mangé… (écrivez les réponses sur votre cahier de maîtrise de poids)**-(Jour n°)**

-Vérification n°5-Aujourd'hui…/…/…/j'ai bu… (écrivez les réponses sur votre cahier de maîtrise de poids)**-(Jour n°)**

-Vérification n°6-Aujourd'hui…/…/…/j'ai grignoté…(écrivez les réponses sur votre cahier de maîtrise de poids)**-(Jour n°)**

-Vérification n°7 -Aujourd'hui…/…/…/J'ai mangé de trop:oui…ou non…(écrivez les réponses sur votre cahier de maîtrise de poids) **-(Jour n°)**

-Corrections Des Erreurs,Compensations :
Je compte compenser et rattraper toutes mes erreurs,sans exception en utilisant la technique de compensation,

-par exemple,je sais que celui qui a consommé trop de calories aujourd'hui peut compenser demain en diminuant sa consommation habituelle ou en marchant pendant quelques heures …

Jour n°29

Conseils

Jour n°29-Afin de mieux vous encourager,je vous recommande de cogiter sur ces mots :
-Pratiquez la gratitude,remerciez pour tout ce dont vous avez la chance d'avoir:vie,mains,
famille,...

Vérification

Rappels importants:vous devez avoir un cahier réservé à la maîtrise de poids.
-un simple cahier ordinaire peut vous servir de cahier de maîtrise de poids;vous devez absolument avoir un cahier réservé à la maîtrise de poids,jusqu'à l'obtention du poids idéal de votre choix

-Vérification n°1-Aujourd'hui.../.../.../j'ai écrit sur mon cahier de maîtrise de poids:oui...ou non...
(écrivez les réponses sur votre cahier de maîtrise de poids)-**(Jour n°29)**

-Vérification n°2-Aujourd'hui.../.../.../j'ai pesé mon poids :oui...ou non...(écrivez les réponses sur votre cahier de maîtrise de poids)-**(Jour n°)**

-Vérification n°3-Aujourd'hui…/…/…/ j'ai fait jeûne intermittent léger de …à…(écrivez les réponses sur votre cahier de maîtrise de poids)**-(Jour n°)**

-Vérification n°4-Aujourd'hui…/…/…/j'ai mangé…(écrivez les réponses sur votre cahier de maîtrise de poids)**-(Jour n°)**

-Vérification n°5-Aujourd'hui…/…/…/j'ai bu…(écrivez les réponses sur votre cahier de maîtrise de poids)**-(Jour n°)**

-Vérification n°6-Aujourd'hui…/…/…/j'ai grignoté…(écrivez les réponses sur votre cahier de maîtrise de poids)**-(Jour n°)**

-Vérification n°7 -Aujourd'hui…/…/…/J'ai mangé de trop:oui…ou non…(écrivez les réponses sur votre cahier de maîtrise de poids) **-(Jour n°)**

-Corrections Des Erreurs,Compensations :
Je compte compenser et rattraper toutes mes erreurs,sans exception en utilisant la technique de compensation,

-par exemple,je sais que celui qui a consommé trop de calories aujourd'hui peut compenser demain en diminuant sa consommation habituelle ou en marchant pendant quelques heures …

Jour n°30

Conseils

Jour n°30-Afin de mieux vous encourager,je
vous recommande de cogiter sur ces mots :
-Soyez fier de vous

Vérification

Rappels importants:vous devez avoir un cahier réservé
à la maîtrise de poids.
-un simple cahier ordinaire peut vous servir de cahier de
maîtrise de poids;vous devez absolument avoir un cahier
réservé à la maîtrise de poids,jusqu'à l'obtention du poids
idéal de votre choix

-Vérification n°1-Aujourd'hui.../.../...j'ai écrit sur mon cahier de maîtrise de poids:oui...ou non...(écrivez les réponses sur votre cahier de maîtrise de poids)**-(Jour n°30)**

-Vérification n°2-Aujourd'hui.../.../...j'ai pesé mon poids :oui...ou non...(écrivez les réponses sur votre cahier de maîtrise de poids)**-(Jour n°)**

-Vérification n°3-Aujourd'hui.../.../ j'ai fait jeûne intermittent léger de ...à...(écrivez les réponses sur votre cahier de maîtrise de poids)**-(Jour n°)**

-Vérification n°4-Aujourd'hui.../.../...j'ai mangé...(écrivez les réponses sur votre cahier de maîtrise de poids)**-(Jour n°)**

-Vérification n°5-Aujourd'hui.../.../...j'ai bu...(écrivez les réponses sur votre cahier de maîtrise de poids)**-(Jour n°)**

-Vérification n°6-Aujourd'hui.../.../...j'ai grignoté...(écrivez les réponses sur votre cahier de maîtrise de poids)**-(Jour n°)**

-Vérification n°7 -Aujourd'hui.../.../...J'ai mangé de trop:oui...ou non...(écrivez les réponses sur votre cahier de maîtrise de poids) **-(Jour n°)**

-Corrections Des Erreurs,Compensations :
Je compte compenser et rattraper toutes mes erreurs,sans exception en utilisant la technique de compensation,

-par exemple,je sais que celui qui a consommé trop de calories aujourd'hui peut compenser demain en diminuant sa consommation habituelle ou en marchant pendant quelques heures ...

Jour n°31

Conseils

jour n°31 -Afin de mieux vous encourager,je vous recommande de cogiter sur ces mots :
-célébrez vos résultats

Vérification

Rappels importants:vous devez avoir un cahier réservé à la maîtrise de poids.
-un simple cahier ordinaire peut vous servir de cahier de maîtrise de poids;vous devez absclument avoir un cahier réservé à la maîtrise de poids,jusqu'à l'obtention du poids idéal de votre choix

-Vérification n°1-Aujourd'hui.../.../.../j'ai écrit sur mon cahier de maîtrise de poids:oui...ou non...(écrivez les réponses sur votre cahier de maîtrise de poids)**-(Jour n°31)**

-Vérification n°2-Aujourd'hui.../.../.../j'ai pesé mon poids :oui...ou non...(écrivez les réponses sur votre cahier de maîtrise de poids)**-(Jour n°)**

-Vérification n°3-Aujourd'hui.../.../.../ j'ai fait jeûne intermittent léger de ...à...(écrivez les réponses sur votre cahier de maîtrise de poids)**-(Jour n°)**

-Vérification n°4-Aujourd'hui.../.../.../j'ai mangé...(écrivez les réponses sur votre cahier de maîtrise de poids)**-(Jour n°)**

-Vérification n°5-Aujourd'hui.../.../.../j'ai bu...(écrivez les réponses sur votre cahier de maîtrise de poids)**-(Jour n°)**

-Vérification n°6-Aujourd'hui.../.../.../j'ai grignoté...(écrivez les réponses sur votre cahier de maîtrise de poids)**-(Jour n°)**

-Vérification n°7 -Aujourd'hui.../.../.../J'ai mangé de trop:oui...ou non...(écrivez les réponses sur votre cahier de maîtrise de poids) **-(Jour n°)**

-Corrections Des Erreurs,Compensations :
Je compte compenser et rattraper toutes mes erreurs,sans exception en utilisant la technique de compensation,

-par exemple,je sais que celui qui a consommé trop de calories aujourd'hui peut compenser demain en diminuant sa consommation habituelle ou en marchant pendant quelques heures ...

Quelques uns des livres de Dr Docpolyvalent Oumarou Ousmane maman

Livre-Comment Maigrir Ou Maîtriser Son Poids Tout En Grignotant

-Livre-**Inductions Hypnotiques Honnêtes Impliquant Des Sagesses De Yoga**

Livre-Comment Gérer Le Stress Grâce Aux Exercices Hypnotiques Honnêtes Impliquant Des Secrets De Physique Quantique

Livre -Comment Arrêter De Fumer Grâce Aux Exercices Hypnotiques Impliquant Des Secrets De Neurosciences

Livre- Exercices Hypnotiques Honnêtes Pour Maigrir Sans Stress

Livre-Inductions Hypnotiques Honnêtes Impliquant Des Mystères Au Sujet Des Bâtisseurs Des Pyramides D'Égypte

Livre-Inductions Hypnotiques Honnêtes Impliquant La Vie Mystérieuse Des Arbres

Livre-Inductions Hypnotiques Honnêtes Impliquant Des Sagesses Bouddhistes

-Livre;étape 1 de formation pour devenir hypnotiseur ,hypnotiseuse

-Livre : Bloquer Pervers Narcissiques Avec Techniques De L'hypnose Honnête

-Livre : Inductions Hypnotiques Honnêtes Impliquant Les Sagesses De Sophrologie

-Livre :Comment Devenir Comme Extraterrestre De

Productivité Et De Gestion De Temps(Tout En Pensant à Santé,Solidarité)

-Livre:105 Méthodes D'hypnose pour hypnotiser (honnêtement) tout le monde,même votre chat et votre chien

-Livre:60 Exercices d'hypnose pour atteindre divers objectifs et hypnotiser honnêtement

-Livre: 65 méthodes d'inductions hypnotiques pour hypnotiser(honnêtement) n'importe quel cerveau

-Livre 1000 métaphores hypnotiques et techniques d'hypnose pour hypnotiser honnêtement(version 3)

-1-Habituer Cerveau aux meilleurs secrets des gens super optimistes qui ont bonheur,opportunités,prospérité en presque tout (bonheur,amour,argent..

2-Reconditionner Cerveau pour trouver bonheur opportunités en diminuant peurs,discriminations..

3-Libérer Cerveau pour gérer peurs,stress,phobies,angoisses,

dépressions,anxiété...

4-Programmer Cerveau pour être heureux optimiste,créatif dans moment présent,même si on n'a pas ce qu'on veut,même si on nous dit non

5-Adapter Cerveau aux 100 secrets des femmes qui savent

(tourner la tête des hommes,garder les hommes,rendre les hommes fidèles)

6-Les Habitants de la forêt enseignent les secrets du bonheur

7-Comme Des Fous,on oublie la chance qu'on a d'avoir tout ce qu'on a pour être heureux,jusqu'à ce qu'il arrive le pire

8-La Femme qui a fait rêver les hommes

9-Comment Devenir Ou Rester Femme Idéale fantasme de son propre chéri,mari..

10-Comment Atteindre ses objectifs avec la méthode Y S R D yes solidarité réciproque dynamique(y s r d)

.Etc...

-ROMAN-Propositions trop malsaines(je te propose 1 milliard de dollars pour te posséder par amour, pour que tu m'appartiennes..

-ROMAN-Amour,Et Contrats Diaboliques

-ROMAN-Amour Plus Manipulation

-ROMAN-Côtés Obscurs du Prince Charmant

-ROMAN-Le Passé Sombre De La Future Mariée

-LIVRE-Comment Devenir Super Productif Super Efficace En Habituant Cerveau Aux Habitudes Prioritaires

-LIVRE-HABITUDES Prioritaires Des Gens Qui Réussissent Le Plus Et Le Plus Rapidement Possible

-LIVRE-HABITUDES PRIORITAIRES Des Gens Qui Attirent Et Gardent L'amour Rapidement

-ROMAN-500 Histoires Sur Les Gens Qui Sont Heureux Malgré Difficultés Drames

-LIVRE-2000 idées Pour Obtenir Ce Que Vous Voulez

-ROMAN-1000 Histoires Sur L'amour Inattendu Avec Bad Boy Ou Bad Girl

-Etc...

Pour Contacter docpolyvalent ,ses associations-ONG,ses clubs de partenariats,soutiens,et voir ses nouveautés ,événements et actualités :

-Site internet:www.DocPolyvalent.fr

-DocPolyvalent@gmail.com

-Facebook: Docpolyvalent écrivain...

-Groupe Facebook: Club Yes Partenariat Gagnant Gagnant,Club Yes Se Soutenir ..

-YouTube : Docpolyvalent

-Instagram: Docpolyvalent

-Twitter: Docpolyvalent

-Etc

Dr Docpolyvalent,auteur à succès et fondateur de plusieurs associations,ong ,et grands groupes de solidarité,partenariat, soutiens….Auteur engagé pour encourager les autres et créer espoir,solidarité,optimisme,estime de soi,partenariat,réussites..

docpolyvalent est aussi fondateur de la méthode : y s r d yes solidarité,réciproque,dynamique appelée aussi méthode : yes partenariat gagnant gagnant

 Associations,ong,et groupes facebook de solidarité et ou partenariat,fondés par Dr Docpolyvalent :

Associations et Ong : Amis Des Victimes,Ong Sensibilisations,Victime existe….

Groupe Facebook :famille des êtres humains **Groupe Facebook :**club africains,européens,américains,asiatiques, doivent se soutenir
Groupe Facebook :club yes partenariat gagnant gagnant
Groupe Facebook :club amis des victimes
Groupe Facebook :amis des victimes asso groupe
Groupe Facebook :club tous doivent se soutenir
Groupe Facebook :livres hypnose neurosciences pnl,...
Groupe Facebook :coachings formations hypnose pnl neurosciences
Groupe Facebook :club yes se soutenir
Groupe Facebook :docpolyvalent Amazon livres

Groupe Facebook :vidéos neurohypnotiques
Groupe Facebook : Etc
Groupe Facebook :

Important:la somme des membres de l'ensemble des groupes fondées par dr docpolyvalent peut atteindre le (million) de membres

Dr docpolyvalent encourage les gens à être polyvalents,à exploiter leurs dons naturels ou pas

-Dr Docpolyvalent,auteur à succès et fondateur de plusieurs associations,ong,et plusieurs grands groupes de solidarité, partenariat,soutiens….Auteur engagé pour encourager les autres et créer espoir,solidarité,optimisme,estime de soi..

-Pour rejoindre gratuitement la liste des membres privilégiés qui reçoivent des avantages et qui sont au courant des opportunités,événements,discussions,conférences.. :
-Vous avez la possibilité de vous désabonner à tout moment gratuitement,même si ça n'arrive pas souvent de voir un membre se désabonner,la plupart des membres préfèrent rester membres ; Voici le lien,dont il faut cliquer et confirmer après,si non,le site ne prendra pas en compte :
 http://eepurl.com/gnglur

Important:malgré mes diplômes,je sais que la plus grande université,reste la vie.C'est dans la vraie vie qu'on apprend le plus.On ne connaît absolument rien du tout en comparaison avec tout ce qu'on ignore

-Dr Docpolyvalent est titulaire d'un diplôme de docteur vétérinaire + Master en santé publique humaine(obtenu en faculté de médecine de rennes France)+ Formation de médecine humanitaire(faculté de médecine et de pharmacie de rennes France)la peur m'a forcé à obtenir mes diplômes en étant jeune

Table des matières

Comment Maigrir Ou Maîtriser Son Poids Tout En Grignotant

Dr Docpolyvalent Oumarou Ousmane

www.ingramcontent.com/pod-product-compliance
Lightning Source LLC
Chambersburg PA
CBHW070718250726
48662CB00001B/475